"大小水火法"的概念

是一百多年来流传在

天水中医学界的临床治病理论

它是天水一带中医发展史上的一朵奇葩

张正海先生

埋头挖掘流传于民间行将消失的临床古法，

历经数年，造访医界贤达，翻阅新旧史料，去伪存真，

为求恢复原貌，使其重现光彩，并集精粹为一册，

定名为《大小水火法钩沉》

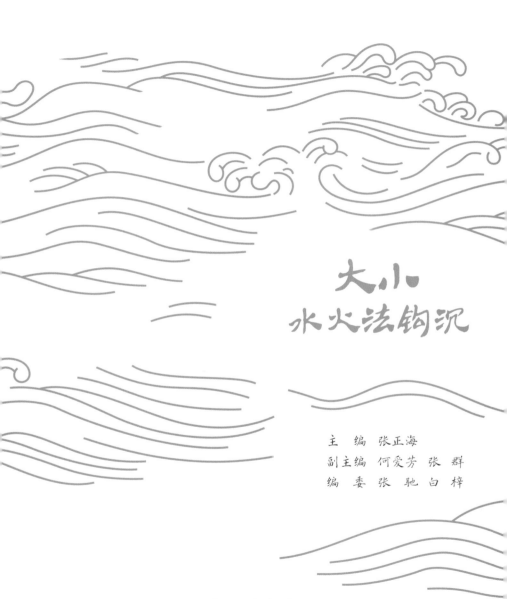

大小
水火法钩沉

主　编　张正海

副主编　何爱芳　张群

编　委　张　驰　白　梓

人民卫生出版社
·北　京·

图书在版编目（CIP）数据

大小水火法钩沉 / 张正海主编 . —北京：人民卫
生出版社，2023.10

ISBN 978-7-117-35500-1

Ⅰ. ①大… Ⅱ. ①张… Ⅲ. ①中医治疗法 Ⅳ.
①R242

中国国家版本馆 CIP 数据核字（2023）第 199034 号

人卫智网	www.ipmph.com	医学教育、学术、考试、健康，
		购书智慧智能综合服务平台
人卫官网	www.pmph.com	人卫官方资讯发布平台

大小水火法钩沉

Daxiaoshuihuofa Gouchen

主 编：张正海
出版发行：人民卫生出版社（中继线 010-59780011）
地 址：北京市朝阳区潘家园南里 19 号
邮 编：100021
E - mail：pmph @ pmph.com
购书热线：010-59787592 010-59787584 010-65264830
印 刷：中煤（北京）印务有限公司
经 销：新华书店
开 本：889×1194 1/32 印张：4.5 插页：4
字 数：90 千字
版 次：2023 年 10 月第 1 版
印 次：2023 年 11 月第 1 次印刷
标准书号：ISBN 978-7-117-35500-1
定 价：69.00 元
打击盗版举报电话：010-59787491 E-mail：WQ @ pmph.com
质量问题联系电话：010-59787234 E-mail：zhiliang @ pmph.com
数字融合服务电话：4001118166 E-mail：zengzhi @ pmph.com

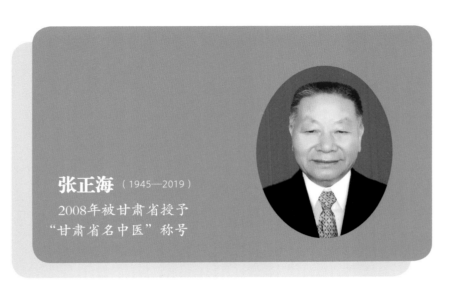

张正海 (1945—2019)

2008年被甘肃省授予
"甘肃省名中医"称号

    甘肃天水人，大学本科学历，中医内科副主任医师，天水市中西医结合医院首席专家，2008年被甘肃省授予"甘肃省名中医"称号。20世纪70年代师从天水名老中医陈伯祥先生研习中医妇科，曾先后在成都中医学院、中国中医研究院学习深造。学术上，治内科疾病注重"两本一枢机"理念，治疗妇科疾病倡导"肾气-天癸-奇经-胞宫"生理轴及冲任是经孕之枢机的理论。曾在人民卫生出版社出版《陈伯祥中医妇科经验集要》《杏林求索40年——张正海临床经验集》。

谨以此书纪念张正海先生

裴正学序

张正海先生是我省著名的中西医结合专家，也是远近闻名的老中医，他虽然在几年前不幸病逝，但他的学问，他的为人，他的医术，仍然在陇原人民中广为传颂！正海先生是我的挚友，他的逝世使我深感悲痛！他的作品《陈伯祥中医妇科经验集要》《杏林求索 40 年——张正海临床经验集》，我拿来重新翻阅，对先生在医学领域的耕耘不辍更加钦佩！

前日，先生之长女张群女士从天水专程来兰，携来先生的遗著《大小水火法钩沉》，谓此书稿已被人民卫生出版社采纳，决定正式出版。并说："先父临逝前曾有遗言，谓如果人卫社决定出版该书，一定要请你裴正学伯伯作序。"听到这里，我产生了无限的感慨。正海先生一生敬业，为中医学做出了重大贡献，在弥留之际，还谆谆告诫儿女，一定要请我作序，这真是一个不能推却的使命！

"大小水火法"的概念是一百多年来流传在天水中医学界的临床治病理论。它是天水一带中医发展史上的一朵奇葩，但近年来这一奇葩却面临"零落成泥"的困境。正海先生埋头挖掘流传于民间行将消失的临床古

法，历经数年，造访医界贤达，翻阅新旧史
料，去伪存真，为求恢复原貌，使其重现光
彩，并集精粹为一册，定名为《大小水火法
钩沉》，这对中医学术的发展无疑是有重要
贡献的。正海先生功莫大焉！

中华中医药学会终身理事
中国中医科学院博士研究生导师
甘肃省中西医结合学会名誉会长
甘肃省肿瘤医院、医学科学研究院首席专家

2023 年 9 月 10 日

仰之弥高，钻之弥坚

　　癸卯年浅秋，余与人民卫生出版社陈编辑在金城参加《外感病辨治纲要——寒温合一论》新书出版发布推介活动时相逢，陈编辑向我提及他为我院已故张正海先生出版了几部医著，对先生表示深切的追念，评价较高，令人感动。回天水后便电告先生之女张群女士，并转达了陈编辑的问候，张群在感动之余提及先生还有遗作《大小水火法钩沉》一书拟出版，请我为先生撰写几言以示纪念，中医要弘扬传承，悼词先生也是晚学之责，待思考后撰其学术思想简略以示深切怀念！

　　"摇落深知宋玉悲，风流儒雅亦吾师。"先生 1945 年生于甘肃天水麦积区，大学本科学历。70 年代师从天水市名老中医陈伯祥先生研习中医妇科，于 1982 年初调入天水市中西医结合医院（原天水县医院），我秋季从总后第五一三医院退伍后安排进院，先生时任院办主任，中医主治医师，我称先生为领导和老师，他为人谦逊，和蔼可亲，凡事认真严谨，也是我在医院亦师亦友、亦兄亦长的至交；1984 年先生曾在成都中医学院参加卫生部中医经典高研班，余还亲赴成都探望，后他又到北京中国中医研究院深造研习。由于他自幼受家亲熏陶，生活磨砺，酷爱中医，常侍奉案旁，临证跟诊，立志考学研修中医药，毕业后从基层乡镇卫生院起步，随医技精湛，仁心仁术，颇受患者爱戴，先后被县医院、市医院中医人才选调，精勤中医临床40余载，学识渊博、治学严谨、医德高尚、见解独到、视野开阔。长期从事中医临床、教学、科研和管理工作；学术上，师古不泥，推崇仲景思想学说，强调中医学整体观念、辨证论治的核心价值观；重视中西医结合理论与临床的创新；临床提倡突出中医治疗急症病症的特色优势，应努力挖掘发扬治内科疾病注重"两本一枢机"理念，治疗妇科疾病倡导"肾气 - 天癸 - 奇经 - 胞宫"生理轴及冲、任是经孕之枢机的理论；治疗痹证临证强调在病因病机、精准辨证上下功夫，先生认为本病主要病理特点为经络闭阻，气血运行不畅；外因则责之风、寒、湿、热等外邪侵犯，但总以湿邪为主；内因责之肝脾肾三脏亏损；用药精准，针对性强，彰显其个体特色，有的放矢，效如桴鼓。治疗方面见解独到，特色鲜明，其临床学术经验丰富，思想体系独特，长期致力于中医内科肺胃、肝胆、脾肾，妇科不孕不育，风湿痹证等病症的临床研究，秉承实事求是、坚持临床实践、立足创新的治学宗旨，勤求古训，博采众方，对诊治颇有临床建树，形成了自己独特的思想体系和临床风格。对指导医院中医药学科建设做出了大胆探索和不可磨灭的贡献，值得推广和研究。先后撰写医学专著两部：《陈伯祥中医妇科经验集要》《杏林求索40年——张正海临床经验集》，由人民卫生出版社出版发行。2008年被评为第二批甘肃省名中医，甘肃省老中医药专家学术经验继承工作指导老师，天水市中西医结合医院中医首席专家。

大小水火法是天水市中医老前辈在《内经》理论的指导下，结合前人有关论述及自己临床实践经验的总结。大小水火法是针对伤寒、时疫在某些病理阶段的不同特征而创立的两类治疗方法，属反治法之列，有反调阴阳之义。伤寒时疫邪热久羁，精血大伤，无以化气生津，作汗逐邪外出，治宜大剂滋阴之品以求汗，故曰"大水火法"；倘若表邪未解，阴气已伤，日久不能酿汗达邪，纯滋阴则有留邪之弊，独解表而有耗阴之虞，法当滋阴与解表并用，分途建绩，故称"小水火法"。此法自民国初年问世，便以其卓越的疗效为临床业界广为推崇和采用，先生秉持弘扬传承创新之旨，承续医脉，将这一蕴涵沉积在天水中医药界精良医法的理法方药应用，依据《内经》《伤寒论》理学旨要做了丰富完善阐释，并对大小水火法的临床应用特点、方法、发展应用等做了总结。先生遗作《大小水火法钩沉》即将由人民卫生出版社出版发行，鄙人谨此拙文略述简介，以表示对先生的追念。

先生遗作如春雨，润物无声爱满园。张正海先生是甘肃当代中医药学术发展的杰出代表，他的学术思想和临床经验著述是基层中医药学术特点、理论特质的高度集中体现。弘扬传承，抢救编撰中医药民间名老中医学术思想和临床经验传承研究工作，让古老的"大小水火法"中医药学术瑰宝重现异彩，呵护人民健康，功在当代，利惠千秋。对于推进中医药学术传承创新，推动中医药事业蓬勃发展，具有十分重要的里程碑意义。

杨国栋
第三批甘肃省名中医
甘肃省五级中医药师承教育工作指导老师
甘肃省名中医传承研究会副会长
天水市中西医结合医院主任医师
癸卯年金秋九月于天水

自序

六年前，一个偶然的机会，我收到人民卫生出版社陈编辑从北京寄来的信函，信中云：他在网上浏览时，发现我刊登在《甘肃中医》杂志上的一篇文章中，提到天水"大小水火法"一词，询问"大小水火法"究竟是怎么回事？一位职业编审的敬业精神，鞭策我不得不对几近湮没的天水中医药"大小水火法"这一学说高度重视起来。

"大小水火法"从创立至今已经有一百多年的历史了，它凝聚了天水几代医家的智慧和心血。自从问世以来，就以其强大的生命力展现在中医临床一线，活人无数，功效卓越。它是祖国医学宝库中的又一学说，它是天水中医药史上的一朵艳丽奇葩，它丰富了中医药学说的内容，它解决了当时临床上的难题。然而近些年来，它的身影渐渐远去，甚至脱离了当代医者的视线。惜哉！目睹几代医家的智慧结晶和祖国中医药学遗产珠沉玉殒、几成绝响的现状，一种责任感油然而生。更值陈编辑致函垂询，自己产生了挖掘整理的冲动。

余作为从事中医临床四十余年的一名年近七旬的老兵，借陈编辑的动力，历时数稽，造访医界贤达，广罗新旧史料，经考究分析，去伪存真，复原貌于现实，集精粹于一册，名曰《大小水火法钩沉》，吾将以此书尽医灯续焰，承前启后之愿。

期盼本书能有益于同仁。吾才疏学浅，错简难免，还请广大读者批评指正。

张正海

于甘肃天水市中西医结合医院名中医工作室

癸巳仲秋

目录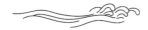

一、

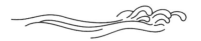

大小水火法
基本内容

一部《黄帝内经》奠定了大小水火法的理论基础，一册《景岳全书》成就了大小水火法的临床理念，几代天水名医研创了大小水火法的理法方药。

大小水火法这一珍贵的学术瑰宝给人们留下的不仅仅是记忆，更重要的是动人心魄的临床故事。

大小水火法是产生于我国西北天水地域的一种补阴求汗、扶正达邪的治疗方法，是天水医药学的一个重要组成部分。其多用于伤寒门中之误治坏病，或温病过汗劫阴，或亡血、失精，或妇人产后而致邪热久羁、阴精大耗，无以化气酿汗达邪，或阴损及阳、身热足冷等病证，凡几经正治而无效者。系法宗先贤"壮水制火、益火消阴"，以及"从阳以引阴，从阴以引阳，各求其属而衰之"之训而采用的从治之法，或托里透邪，或理阴透邪，每能起到扶正达邪于表，挽危重于俄顷之效的一种救逆法。其中以补阴化气散，托里透邪，名曰大水火法；以归芍加元参（即玄参）、麦冬、僵蚕、豆豉汤，理阴透邪，名曰小水火法。合称大小水火法。

天水名医赵荆山先生在《伤寒心法》中有以下论述：

补阴化气散：主治伤寒时疫，屡汗不解，阴精大耗，或妇女产后，热入血室，证见身热无汗，午后尤甚，神昏谵语，循衣摸床，大渴不止，舌黑齿燥，六脉洪大滑数，按之而空者。用此托里透邪。

当归三钱　熟地一两　生地五钱　麦冬五钱　元参五钱　炙草钱半

水煎服。连进三五剂，得通身汗透即瘥。

此法求汗于阴，生气于精，从阴引阳，水中取火法也。渴甚加花粉，大便燥结加知母。

服本方四五剂，脉小汗止，黑苔尽退，口舌大润而愈。如证情同上而转轻者，加柴胡少许以透邪，重者不可加之。若其病脉反小弱，此乃阴中阳虚，宜本方加上好枸杞一钱，或紫油桂一钱，以补阴中之阳。

余治学街蒲姓之人，年五十余，身得伤寒月余，诸药罔效，诊其脉洪大而空，舌黑齿燥，时时谵语，便闭七八日，喘息气促，不得仰卧，乃投补阴化气散加知母三钱、皂刺五分，连服两剂。再诊黑苔已退，脉象转小，便畅喘平。又以补阴化气散加僵蚕一钱，服数剂而愈。

补火归魂散：主治伤寒时疫，医用清凉太

过，邪热未解，元阳大伤，证见身热如焚，膝
胫反寒，喘息痰鸣，口中不渴，脉微细弱者。

当归一钱　熟地五钱　茯苓钱半　油桂一钱　炙甘
草七分

水煎冷服。此法引火归元，纳气归肾，从
阳引阴，乃火中取水法也。下身寒甚者，加熟
附片一至三钱。

余治东关赵姓，乳名大牛子，年三岁，得
时疫发疹之病，医屡用清下，渐至危殆。视其
证腰以上如火，腰以下如冰，神识昏愦，不燥
不渴，喘息，脉沉而弱，遂以此方投之，一剂
热微减，神稍清，再诊加熟附片一钱，两剂后
汗出遍体，热退足温而愈。

归芍汤：

当归钱半　紫苏钱半　白芍一钱　陈皮一钱　甘草五分

水煎服。

本方原治伤寒初起，发热恶寒，头疼脉浮
或缓，不宜用桂枝汤者。方后云：项强者加羌
活。今借用此方加元参、麦冬、僵蚕、豆豉等
以治伤寒时邪，表邪未解，阴气已伤，证见身
热无汗，微恶风寒，或不恶寒，头痛身疼，眩

晕口干，倦怠少食，舌红苔薄，脉数无力者，或伤寒时疫解后余热未尽，复感薄寒，发热无汗，至晚尤甚者，用此理阴透邪。

近年邑医多有采用余法者，以补阴化气散为大水火法，本方为小水火法，合称大小水火法。

张正海按：根据赵荆山《伤寒心法》之意，归芍汤加元参、麦冬、僵蚕、豆豉等品，则衍变为赵荆山氏小水火法的代表方剂。其方药组成：当归钱半、紫苏钱半、白芍一钱、陈皮一钱、甘草五分、元参五钱、麦冬五钱、僵蚕一钱、豆豉钱半。水煎服。凡书中所云赵荆山氏小水火法者，皆系此方。我们暂以归芍加元参、麦冬、僵蚕、豆豉汤名之。

以上为赵荆山氏大小水火法（即方书中的大小水火法）之概述。

另外，尚有李子高特色之大小水火法（后文均冠称李氏大小水火法），立论均同于赵荆山，唯方药自有特点，后有专论。

本书中只提大小水火法而未冠名姓氏者，仅指赵荆山氏大小水火法。

由于大小水火法的卓著疗效，一时间此法在陇右古城被广泛使用，竟至后来流传至省城兰州，起死回生，活人甚众。

二、

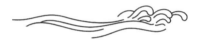

大小水火法的
历史渊源

　　天水偏居甘肃东南部，地处黄土高原与秦岭交会的渭水流域，自古人杰地灵，名医辈出。由于历史上地高气寒风冷，医者遵仲景者众，治病多以长沙方，济世活人，庇佑梓里。然用药多近温热，每遇伤寒误治坏病，或温病过汗劫阴，导致邪热久羁、阴精大耗，无以化气酿汗达邪之证，辄感效难尽意，力不从心。

　　清同治年间，有天水医家雷子兴者（生卒年代不详），由天水县北乡进城在秦州澄源巷设堂行医。雷氏家学渊源，十三世业医，其祖上曾有《筹海编》《长阳汇抄》《验方集锦》等著作问世。及至先生，每于诊余博览群书，手不释卷，对《书经》《春秋》《易经》均有注释。临证擅治伤寒、温病、时疫等外感热病，尤其对伤寒坏证、温病、时疫等日久缠绵不愈者，每以张景岳补阴求汗诸法治之见长，斯效若响，在当时天水医界独树一帜，此乃水火法之早期雏形，可以说雷子兴乃水火法之萌始者。

　　赵荆山（1859—1939），早年受业于雷子兴门下，聪颖笃学，医理精深，对伤寒、温病、时疫诸疾独具卓识。有《伤寒心法》《幼科秘传》《验方选录》《小儿保障》等遗墨留世。荆山承袭子兴之学，熟谙阴阳互根之理，参悟景岳，结合己见，殚精竭虑，医耕不辍。

创立补阴化气诸汤，治疗伤寒、时疫邪陷阴分，狂躁
谵语，或缠绵日久，似阴非阴，似阳非阳，昏愦不语
者，应手辄效。其以补阴化气散，托里透邪，名曰大
水火法；以归芍加元参、麦冬、僵蚕、豆豉汤，理阴透
邪，名曰小水火法，合称大小水火法。使水火法在理
论、治则、方药上趋于完善。应该说荆山诚水火法之完
备者。

吴鉴三（1875—1938），初始受业于刘超千先生，尔
后又投师于赵荆山处，颇得其传。鉴三深研赵荆山氏大
小水火法的理论渊薮，将补阴化气、归芍透邪诸方于临
床推广运用，取效甚速。其与雷品珊先生（1871—1941）
等先贤将水火法发扬光大，广为传播。吴鉴三等不啻为
赵氏大小水火法之光大和传播者。

李子高（1893—1979），师出于雷海峰门下（海峰乃
雷子兴之子，峰能传父业，擅疗内科、伤寒诸疾，亦蜚
声于当时医坛），其对大小水火法潜心研究，造诣精深，
运用独特，在方剂和药物选用上有异于赵荆山法而别具
一格，为李氏大小水火法的创始人。后世李鸣泉、郭温
润等系李氏大小水火法之传承者。李氏大小水火法后有
专题介绍。

我市近代名医张西堂、蒲仁山、杨钟峰、唐焱绪、
周子飐、黄蕴生等对赵氏水火法均运用娴熟，推崇备至，
使水火法薪传有继，后有来者。

现代已故名医李鸣泉、王仲青、陈伯祥、张炳兴、
庆松年、郭温润诸君，常于临床证情危重且病机吻合者，
以水火法事入其方，发扬其治，扩大运用范围，为这一

治法赋予了时代气息。

　　然而，近些年来，由于各种主客观原因，该法几近湮没，大有玉殒珠沉之势。所以重振斯学，昭明其法，医灯续焰，吾侪责无旁贷矣！

三、

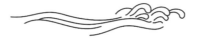

大小水火法的
理论依据

赵荆山在其《伤寒心法》中云："《内经》谓今夫热病者，皆伤寒之类也。仲景以六经治伤寒，叶桂以卫气营血辨温病，皆后世之准绳，医者不可不熟读精研。然则用其法间或有不应者，当如之何？盖理中、四逆、白虎、犀角之类，寒者热之、热者寒之，乃正治之法，人多知晓。至如王太仆壮水制火、益火消阴，所谓从治之法者，人又多以为是治杂证之法。岂知伤寒门中，凡亡血、失精，或妇人产后，误治坏病，邪热久羁、阴精大耗，无以化气酿汗达邪，或阴损及阳，身热足冷，凡此等病证，皆不可正治，当从阳引阴，从阴引阳，各从其属以衰之，即从治之法也。"由斯观之，大小水火法在立论和治则、治法上涉及了如下几方面理论问题：①壮水制火、益火消阴；②从阳引阴，从阴引阳，各从其属以衰之；③从治之法；④补阴求汗，以酿汗达邪；⑤方制之大小。

显然，依据上述理论，可以看出，大小水火法是吾邑雷子兴、赵荆山、吴鉴三、李子高诸医家以《黄帝内经》为理论基础，步王冰之论，发景岳之学，结合各自临证心得，历经数十年不断实践和完善而创立的一种补阴求汗、扶正透邪之救逆法。

（一）理论依据之一：壮水制火，益火消阴

唐·王冰《重广补注黄帝内经素问》云："益火之源，以消阴翳，壮水之主，以制阳光，故曰求其属也。"此语系启玄子对《素问·至真要大论》"诸寒之而热者取之阴，热之而寒者取之阳，所谓求其属也"的补注。王氏此解，不仅对深入理解《素问》和指导临床实践有重要的意义，而且对后世命门学说的发展起到了积极作用。大小水火法则以此作为重要理论依据之一。

"诸寒之而热者取之阴，热之而寒者取之阳，所谓求其属也。"语出《素问·至真要大论》。大论中云："帝曰：论言治寒以热，治热以寒，而方士不能废绳墨而更其道也。有病热者寒之而热，有病寒者热之而寒，二者皆在，新病复起，奈何治？岐伯曰：诸寒之而热者取之阴，热之而寒者取之阳，所谓求其属也。"本段经文是说治寒病用热药，治热病用寒药，医生都不能违背这个原则而更换其他的方法。但是有的热病用寒药治疗而热不退，有的寒病用热药治疗而寒不愈，原来的病仍在，而新病又出现了，如何治疗呢？岐伯答曰：凡是用寒药而热不除的，病本在阴，是阴虚而发热也，所以要取之阴，当用补阴的方法去治疗；凡是用热药而寒不除的，病本在阳，阳虚而致寒也，因此要取之阳，当用补阳的方法去治疗。所以说治病一定要探求疾病的阴阳属性。

张介宾在《类经·论治类》的解释是："诸寒之而热

者，谓以苦寒治热而热反增，非火之有余，乃真阴之不足也。阴不足则阳有余而为热，故当取之于阴，谓不宜治火也，只补阴以配其阳，则阴气复而热自退矣。热之而寒者，谓以辛热治寒而寒反甚，非寒之有余，乃真阳之不足也。阳不足则阴有余而为寒，故当取之于阳，谓不宜攻寒也，但补水中之火，则阳气复而寒自消也。故启玄子注曰：益火之源，以消阴翳，壮水之主，以制阳光。……然求其所谓益与壮者，即温养阳气，填补真阴也。求其所谓源与主者，即所谓求其属也。属者根本之谓，水火之本，则皆在命门之中耳。"

　　根据由任应秋等教授审阅、王琦等人编著的《素问今释》（贵州人民出版社 1981 年版）对"诸寒之而热者取之阴，热之而寒者取之阳，所谓求其属也"的解释："过去不少人根据王冰'益火之源，以消阴翳，壮水之主，以制阳光'的注释理解为：凡是用寒药治热证，而仍发热的，应当补其阴；用热药治寒证，而仍感寒的，应当补其阳。认为这就是所谓求其属的方法。其实细读经文，前后连贯来看，这理解与《内经》原意未能尽合。因为壮水制阳，治用甘寒、咸寒，仍不出以寒治热的范畴；益火消阴，治用甘温助阳，尚不脱以热治寒的法则。然本节经文的实际意义是指用寒药治热证，其热不愈，乃为阴盛，当用温热药，以热治热；用热药治寒证，其寒不愈，乃为阳盛，当用清热法，以寒治寒，均属反治的方法。对这个问题，高士宗《素问直解》里曾明确指出：'诸寒之而热者，以寒为本，故取之阴，当以热药治之；诸热之而寒者，以热为本，故取之阳，当以寒药治之。夫寒之而热，治之以热，热之而寒，治之以寒，所谓求其属以治也。'"

从以上对"壮水制火、益火消阴"的解释来看，《素问今释》和《素问直解》指的是《内经》的本义。而王太仆《重广补注黄帝内经素问》发扬《内经》之学，对经文给予颇具见地的精彩补注，而且此说更符合临床实践，广为后世所尊崇，被视为医界经典名句。《景岳全书》则根据临床需要，以更切合阴阳内在动态特征及寒热发病机理，作出了合理而发挥性的诠释。显而易见，"大小水火法"则遵循了王冰及景岳之说。这样从《内经》"诸寒之而热者取之阴，热之而寒者取之阳"，到王太仆"益火之源，以消阴翳，壮水之主，以制阳光"，再到张介宾"如以热药治寒病而寒不去者，是无火也，当治命门……又如以寒药治热病而热不除者，是无水也，治当在肾""善补阳者，必于阴中求阳，则阳得阴助而生化无穷；善补阴者，必于阳中求阴，则阴得阳升而泉源不竭"，揭示了认识上的步步深入，理论上的节节升华。

（二）理论依据之二：从阳引阴，从阴引阳

荆山谙熟《灵》《素》，言行谨守绳墨，热病类从伤寒，寒热多以正治。然对"伤寒门中，凡亡血、失精，或妇人产后，误治坏病，邪热久羁、阴精大耗，无以化气酿汗达邪，或阴损及阳，身热足冷，凡此等病证，皆不可正治"，先生此说，实属常法不治而寻求变法之策。

至于如何变，先生明示："当从阳引阴，从阴引阳，各从其属以衰之，即从治之法也。"

"从阴引阳，从阳引阴"语出《素问·阴阳应象大论》："故善用针者，从阴引阳，从阳引阴，以右治左，以左治右，以我知彼，以表知里，以观过与不及之理，见微得过，用之不殆。"《内经》此句是说，善于运用针刺的医生，其能够把握阴阳的规律，病在阳治其阴，病在阴治其阳，病在左治其右，病在右治其左，从而审查邪正两方面的太过或不及。从病情的微小变化中，推断疾病的原因和发展，掌握这些诊法，用于针刺法就不致造成危害。这是一种随文解义的语释。此段经文，旨在给我们指出两个治疗法则，即：①从阴引阳，从阳引阴；②以右治左，以左治右。此二者相互为用，不可割裂。其原指在针刺治疗上，法于阴阳的一种思路与方法。

"从阴引阳，从阳引阴"《内经讲义》（高等医药院校教材，上海科学技术出版社 1984 年版，程士德主编）是这样解释的："引，引经络之气，调节虚实。阴，泛指内脏、五脏、阴经、胸腹部、下部等；阳，指体表、六腑、阳经、背部、上部等。所以从阴引阳、从阳引阴的治疗原则，临床上可运用于多种情况。比如，从阳引阴，可取背部的俞穴，以治五脏之病；也可以取阳经的穴位，治疗阴经的病；也可以取上部的穴位，治疗下部的疾病。这是因为人身的阴阳气血，是外内上下交相贯通的。正如张志聪注：'此言用针者，当取法乎阴阳也。夫阴阳气血，外内左右，交相贯通。'……《难经·六十七难》所说：'阴病行阳，阳病行阴，故令募在阴，俞在阳。'等说的都是这个原则。"应该说这是《内经》原文的本义。

　　诚然，由于人体的整体性和阴阳的互根性，对此多有引申为人体阴阳失调时的治疗手段之一者。如《素问今释》谓："从阴引阳，从阳引阴：阴阳两者平衡协调的破坏，是发病的根本原因。'阳胜则阴病，阴胜则阳病'，所以在治疗时，病在阳者，从阴来引导它，病在阴者，从阳来诱导它。"所以"从阴引阳，从阳引阴"的治疗原则，临床上可以广泛运用于多种阴阳失调的病证。

　　"以右治左，以左治右"，此旨本义即《内经》所讲的两种刺法，缪刺和巨刺。这两种刺法就是病在左取右侧的穴位针刺，病在右取左侧的穴位针刺。但两者的区别在于，巨刺法是刺经脉，病位比较深；缪刺法是刺络脉，病位比较浅。《类经》谓："身形有痛，九候莫病，则缪刺之。形体有痛而大经之九候莫病者，病不在经而在络也。宜缪刺之者，刺络穴也，左痛刺右，右痛刺左。痛在于左而右脉病者，巨刺之。身有所痛而见于脉者，病在经也。巨刺者，刺经穴也，亦左痛刺右，右痛刺左。"究其机理，因为三阴三阳经脉左右交叉，互相贯通。故在针刺治疗时，左病刺右，右病刺左，用以行营引卫，启阴通阳，阴阳相引，以平为期。但是，由于人体的整体性和本能的协调性，结合全身阴阳经脉交叉运行，互相贯通的生理特点，"以右治左，以左治右"亦可以看作是"从阴引阳，从阳引阴"的具体方法之一。《类经》："启玄子曰：壮水之主，以制阳光；益火之源，以消阴翳。皆阳病治阴，阴病治阳之道也。亦上文从阴引阳、从阳引阴之义。"

大小水火法对于伤寒门中，凡亡血、失精，或妇人产后，误治坏病，邪热久羁、阴精大耗，无以化气酿汗达邪，或阴损及阳、身热足冷，凡此等阴阳严重失衡的危证，采用从阴引阳，即水中取火之义；从阳引阴，即火中取水之法，使水火承制而有序，令阴阳相抱而起亟，从而建立新的动态平衡。这就是水火法发挥运用《内经》理论的又一亮点。

（三）理论依据之三："从治之法"

《素问·至真要大论》："帝曰：何谓逆从？岐伯曰：逆者正治，从者反治，从少从多，观其事也。帝曰：反治何谓？岐伯曰：热因寒用，寒因热用，塞因塞用，通因通用，必伏其所主，而先其所因……"另外，《素问·至真要大论》有"微者逆之，甚者从之"之训。以上是《素问·至真要大论》涉及"从治"的主要内容。其主要反映在三个方面：①从者反治；②甚者从之；③从少从多。

1. "从者反治"

王冰注："言逆者，正治也。从者反治也。逆病气而正治，则以寒攻热，以热攻寒。虽从顺病气，乃反治法也。"又曰："逆，谓逆病气以正治。从，谓从病气而反疗。逆其气以正治，使其从顺，从其病以反取，令彼和调，故曰逆从也。"这段经文给我们提示了什么叫逆治，什么叫从治。

逆治者，正治也。即正常的治法，亦即常规治疗方法。也就是以寒治热（热者寒之），以热治寒（寒者热之）之法。

从治者，反治也。即异于常规治疗的方法。也就是用热治热（热因热用）、用寒治寒（寒因寒用）之法。

两种治法的不同之处在于：逆治是反着病性和病象进行治疗（病性与病象相一致），而从治则是反着病性而顺从着病象进行治疗（病性与病象不相一致）。从治法一般用于真热假寒或真寒假热证。此外，《素问·五常政大论》中还说："治热以寒，温而行之。治寒以热，凉而行之。"亦热因寒用、寒因热用之义也。临床上如芩连热饮，姜附冷服亦属从治之例。张介宾说："但将甘温大补之剂或单用人参煎成汤液，用水浸极冷而饮之。此以假冷之味解上焦之假热，而真温之性复下焦之真阳，是非用水而实亦用水之意。余用此活人多矣。"

水火法之补火归魂散中，证见身热如焚，却膝胫反寒；身热如焚，证象似阳，但脉微细弱，尽显阴脉。喘息痰鸣，口中不渴，均为中阳不运之象。真寒假热，桂附轻投，冷而服之。正如李鸣泉所云："所谓水火法者，反调阴阳之义也。"（引自《李鸣泉经验选》）

2."甚者从之"

《素问·至真要大论》："微者逆之，甚者从之。"这里的"微""甚"是指病情的轻重而言，"逆""从"则是针对病情的"微""甚"即轻重而采取的相应治疗方法。其本义是对于病情轻微者，可以采用逆着病性治疗的手段，即正治之法，也就是热者寒之、寒者热之。倘若病情笃重而症见真热假寒，或真寒假热，或热极反寒，寒极反热，真假难辨者，就要采用顺从疾病假象而治疗的手段，即从治之法，也就是热因热用，寒因寒用，塞因塞用，通因通用。

张介宾注："'微者逆之，甚者从之'，病之微者，如阳病则热，阴病则寒，真形易见，其病则微，故可逆之。逆，即上文之正治也。病之甚者，如热极反寒，寒极反热，假证难辨，其病则甚，故当从之。从，即下文之反治也。"明言病情危重而现真热假寒，或真寒假热，或热极反寒，寒极反热，假证难辨者当以从治之法；倘若病情轻微而属性易见者法当逆治。

大小水火法所适应的病证，多以正虚邪陷，阴津耗竭为病机，身热昏昧，狂躁谵语，齿干舌燥，四肢冰凉等热极似水、热深厥亦深为见证者；或因病情笃重，热极反寒或寒极反热、真热假寒或真寒假热等疾病属性难辨者居多。病邪胶着难解，治疗颇为棘手，补虚邪难达表，逐邪根易将拔，如此危甚者，以"甚者从之"之法，施以从治，或补阴和阳，或阴阳相引，每使生灵逢春，跻斯民于寿域。

3."从少从多"

语出《素问·至真要大论》："帝曰：何谓逆从？岐伯曰：逆者正治，从者反治，从少从多，观其事也。""从少从多，观其事也"，王洪图教授的解释是："从治可以了，但是到底应该用多少从药啊？那就要观其事也，也就是要观察这个疾病的情况，观察邪正盛衰的情况，再决定到底用多少从治药。例如大寒之病，当然应该用热药治疗，但为避免药病相格拒，可于大队热药之中，少用一些寒药，以'从'之。但是，从药用量的多少，要观其病情而定。所谓从少从多，观其事也。"秦伯未《内经知要浅解》（人民卫生出版社 1957 年版）云："这些针对症状治疗的方法，合乎治疗原则，称作正治；也有顺从病情的，称作反治，反治中并非完全顺从，有从多的，有从少的，须视病症的轻重来决定。"《素问今释》："逆其病症而治的就是正治法，从其病情而治的就是反治法，至于所用反治药的多少，则要根据病情而定。"从上述诸家解释，这个"从少从多"的"从"是指用于从治（即反佐）的药物而言。应当包括从治药物的多寡和量的轻重。水火法之补火归魂散中的从治之品，药仅一味，上油桂也，用量仅为一钱，不到全方剂量的九分之一。纵观全方，反佐药仅一味，法一从也；热药冷而服之，法二从也。足见立方者的良苦匠心。

（四）理论依据之四：补阴求汗，酿汗达邪

《景岳全书·传忠录》云："阴根于阳，阳根于阴，凡病有不可正治者，当从阳以引阴，从阴以引阳，各求其属而衰之，如求汗于血、生气于精，从阳引阴也；又如引火归元，纳气归肾，从阴引阳也，此即水中取火、火中取水之义。""……各求其属而衰之，如求汗于阴，生气于精，从阴引阳，即水中取火之义，如一阴煎加枸

杞之类是也。引火归元，纳气归肾，从阳引阴，即火中取水之义，如贞元饮加紫油桂之类是也。"由上可见，水火法的补阴求汗、酿汗达邪观点，正是景岳理论的延伸和发展。

《素问·阴阳别论》云"阳加于阴谓之汗"。汗者，心之液，而肾主五液。昔贤又有血之与汗，异名同类耳，血汗同源之说。《临证指南医案》："夫汗本乎阴，乃人身之津液所化也。"血、汗、精、津异名而同类，与阳气并重，为身之大宝；非阳气则阴精不能化以为汗，无阴精而阳气断难独自作汗。

伤寒不可过汗，宜缓取微似汗；温病忌汗，更不得强发其汗，这是古人珍惜阴津的重要原则。所以，吴鞠通在其《温病条辨》中云："始终以救阴精为主，此伤寒所以不可不发汗，温热病断不可发汗之大较也。"

对于汗法，"其有邪者，渍形以为汗。其在皮者，汗而发之。""体若燔炭，汗出而散。"这是汗法的应用原则和立论依据。汗法每用解表剂，其能促进汗腺分泌，扩张皮肤血管，加速体表血液循环，增强散热过程，从而产生解热作用，使升高的体温下降至正常，同时还表现出类似西药解热镇痛剂的消炎、镇痛功效。

伤于寒者，辛温解表为常法，但是往往由于汗不得法或汗之太过而成坏证，汗不到位则外邪不解，过汗伤阳则邪热易陷。

感温邪者，理当忌汗，然"在卫汗之可也"，辛凉解表为常法。临床证明，正常情况下温病过程的汗液变化，主要有少汗、多汗两种情况。温热伤阴，保津为重，若过汗则阴津过耗，酿生他变在所难免。

更有时疫，其性淫热，传变最速，延门阖户，众人均等，险象丛生，非急以解毒护津，殁者甚众。

表邪临身，当正气不虚，阴津充盛者，只要治之得法，可一汗解之。但是，体虚之人感受表邪，则往往难以一汗而解。究其原因，不外正虚邪盛而无力达邪外出，汗之更犯虚虚，补之关门揖盗，迁延时日必成重证。

"邪气盛则实，精气夺则虚。"精血同源，夺血者无汗。仲景有亡血家，不可发汗；咽喉干燥者，不可发汗；淋家不可发汗；疮家，虽身疼痛，不可发汗；衄家，不可发汗；脉尺中迟者不可发汗；若下之，身重、心悸者，不可发汗；少阴病，脉细沉数，病为在里，不可发汗；等等一系列禁汗戒训。说明仲景既顾护阳气，又珍惜阴津。吴瑭《温病条辨》："太阴温病，不可发汗……汗出过多者，必神昏谵语。"《叶香岩外感温热篇》："救阴不在血，而在津与汗。""存得一分津液，便有一分生机"，说明津与汗的重要性不在于伤寒与温病之分。

夫今之水火法中所见症状，身热如焚却缘何无汗？乃表邪深陷，真阴耗竭，汗源告匮，阴阳将离，无以阳化阴蒸，云腾雨施故尔。当此之时，不求汗于阴，生气于精者奚为？

张景岳以一阴煎加枸杞之类求汗于阴，生气于精，从阴引阳，水中取火。用贞元饮加紫油桂之类引火归元，纳气归肾，从阳引阴，火中取水。景岳此法解答了水火法中无汗的难题，为水火法的创立起到了科学的示范和借鉴作用。

（五）理论依据之五：方制之大小

大小水火法，是以病情之轻重缓急而分大小者。《李鸣泉经验选》云："如上述两法，一为阳邪入阴，精血大伤，无以化气生津，故以发汗逐邪外出；一为邪热久羁，阴损及阳，其阳外越，寒由内生，乃危急之病，方宜制大其服，故曰大水火法；一为表邪未解，阴气已伤，日久不能作汗祛邪，病情较缓，只宜制小其服，故曰小水火法。"这里的方宜制大其服，故曰大水火法；制小其服，故曰小水火法。所以，这就是水火法名冠大小之区别。

"制大其服""制小其服"语出《素问·至真要大论》："帝曰：气有多少，病有盛衰，治有缓急，方有大小，愿闻其约奈何？岐伯曰：气有高下，病有远近，证有中外，治有轻重，适其至所为故也。大要曰：君一臣二，奇之制也；君二臣四，偶之制也；君二臣三，奇之制也；君二臣六，偶之制也。故曰：近者奇之，远者偶之，汗者不以奇，下者不以偶，补上治上制以缓，补下治下制以急，急则气味厚，缓则气味薄，适其至所，此之谓也。病所远而中道气味之者，食而过之，无越其制度也。是故平气之道，近而奇偶，制小其服也。远而奇偶，制大其服也。大则数少，小则数多。多则九之，少则二之。奇之不去则偶之，是谓重方。偶之不去，则反佐以取之，所谓寒热温凉，反从其病也。"

　　《素问·至真要大论》中主要讲述了方剂组织配伍诸多内容，包括制方原则、组方结构、组方形式、用药法则、服药方法等。其中大、小为方剂组方的一种形式。考方剂的组成可分为：大、小、缓、急、奇方、偶方、复方等多种形式，亦谓七方。而对制方之中的大方、小方历来可有多种理解：

　　（1）以方中药味多寡而分大小：药味数少者为大，取其量重力专；药味数多者为小，取其量轻力散。如《论》曰："大则数少，小则数多，多则九之，少则二之。"

　　（2）以病所的远近分大小："是故平气之道，近而奇偶，制小其服也。远而奇偶，制大其服也。"这里平气之道，是指平调气血的规则，病所近的，无论是用奇方还是用偶方，都要"制小其服"，即制为小方；病所远的，不论你用奇方，还是用偶方，都要"制大其服"，即制成大方。

　　（3）以方中药物剂量的轻重而分大小：剂量重者为大，剂量轻者为小。这里的大，是指用药的重量大，药力专一，适宜治疗病所远、病位深的病证。这里的小，是指用药的重量轻，其作用比较分散，适宜治疗病位近及较轻微的病证。

　　（4）有将方中药味多、剂量大者谓之大方，而相对药味少、剂量轻者谓之小方。如"君一臣三佐九，制之大也""君一臣二，制之小也"。

　　（5）以作用的强盛和浅薄而分大小：认为方剂组成的大小随病情的轻重而定。如《黄帝内经素问集注》：

"病之甚者制大其服，病之微者制小其服。"

然而后世对方剂大小的定名，大多是以病的轻重、药量和作用等综合因素为依据的。

水火法的大小命名正如李鸣泉氏所言阳邪入阴，精血大伤，无以化气生津，故以发汗逐邪外出；或邪热久羁，阴损及阳，其阳外越，寒由内生，乃危急之病，病机属此者，多见危象，方宜制大其服，故曰大水火法；若见表邪未解，阴气已伤，日久不能作汗祛邪，但病情较缓，只宜制小其服，故曰小水火法。显然水火法是根据病情的轻重而分大小的。此正符合"病之甚者制大其服，病之微者制小其服"之论。

再从药物组成来看，大水火法之代表方剂补阴化气散由当归三钱、熟地一两、生地五钱、麦冬五钱、元参五钱、炙草钱半组成。方中熟地剂量独重，突出了补阴化气、求汗于阴的功用；体现了"药虽众，主病者专在一物"的治方理念；切合了屡汗阴耗，身热昏瞀之危重病机，故以大水火法名之。再看小水火法的代表方剂归芍加元参、麦冬、僵蚕、豆豉汤，其由当归钱半、紫苏钱半、白芍一钱、陈皮一钱、甘草五分、元参五钱、麦冬五钱、僵蚕一钱、豆豉钱半组成。方中玄麦各五钱，居全方首重，侧重于味厚滋液，扶正理阴；而紫苏、僵蚕用量仅为一钱，轻清如羽，宣透达邪。专主表邪未解，阴气已伤之证，因病象趋缓，宜制小其剂。深谙病之微者制小其服的观点。

四、

大小水火法的
临床应用

（一）大 水 火 法

大水火法，主要是针对外感热病在人体发病过程中，由于体质因素或治疗失当，而出现的两个不同病理危象的救逆方法。一是以补阴化气散为代表的外感热病迁延日久，表邪深陷，屡汗不解，阴竭津耗，脉虚昏瞀，身热谵语等一系列邪陷逆传之证。一是以补火还魂散为代表的外感热病过用寒凉，其邪未解，元阳重戕，身热肢厥，阴盛格阳，痰喘脉微之证。两证均体现了表邪内陷，病程冗长，证象危急之特点。现分述如下：

1. 补阴化气散

［组成功用］

药物组成：

> 当归三钱、熟地一两、生地五钱、麦冬五钱、元参五钱、炙甘草钱半。

服法：水煎服，连进三五剂。

加减：①渴甚加天花粉；②大便燥结加知母；③服本方四五剂后证情转轻者加柴胡少许以透邪，重者不可加之；④若其病脉反小弱，不燥不渴，神识昏愦，似阳非阳，似阴非阴，此乃阴中阳虚，宜本方加上好枸杞一钱，或紫油桂一钱，以补阴中之阳。

功用：托里透邪（从阴引阳，水中取火，求汗于阴，生气于精）。

主治：伤寒时疫，屡汗不解，阴精大耗，或妇女产后，热入血室。

临床症状：身热无汗，午后尤甚，神昏谵语，循衣摸床，大渴不止，舌黑齿燥。六脉洪大滑数，按之而空。

［方义解析］

当归：甘辛性温，入肝心脾经，有补血养血润燥之功。《神农本草经百种录》："当归辛香而润，香则走脾，润则补血，故能透入中焦荣气之分，而为补荣之圣药……养血之要品。"

熟地：《本草正义》言："熟地黄……凡津枯血少，脱汗失精及大脱血后，产后血虚未复等证，大剂频投，其功甚伟。"此说一语中的，正是赵氏本义。其甘温，滋肾水，治劳伤，为补血要药。经曰：精不足者补之以味。熟地方中用量独重，占全方总量三成，填骨髓，益真阴，大补血衰，滋培肾水。

生地：甘、苦寒，入心、肝、肾经。养阴滋燥，清热凉血。《本经逢原》："干地黄心紫通心，中黄入脾，皮黑归肾。味厚气薄，内专凉血滋阴，外润皮肤荣泽。病人虚而有热者，宜加用之。"

麦冬：甘、微苦、微寒。入心、肺、胃经。甘寒清润，长于滋燥泽枯，阴虚内热，津枯口渴者尤宜。

其安五脏、主羸瘦短气、止烦热、治肺中伏火功效甚著。《本草从新》曰："《经疏》曰'麦冬实足阳明之正药'，客热虚劳，暑伤元气，脉绝短气。"

元参：苦、咸，微寒，入肺、肾二经。补阴而泻无根之火。除烦止渴，降火滋阴，潮热骨蒸。元素曰："元参乃枢机之剂，管领诸气上下，清肃而不浊，风药中多用之。故《活人书》治伤寒阳毒，汗下后毒不散，及心下懊侬，烦不得眠，心神颠倒欲绝者，俱用元参。以此论之，治胸中氤氲之气，无根之火，当以元参为圣剂也。"

炙甘草：甘、平。入十二经。补脾益气，清热解毒，润肺止咳，调和诸药。《用药法象》云："生用泻火热，熟用散表寒，去咽痛，除邪热，缓正气，养阴血，补脾胃，润肺……甘草气薄味厚，可升可降，阴中阳也……其性能缓急，而又协和诸药，使之不争，故热药得之缓其热，寒药得之缓其寒，寒热相杂者，用之得其平。"

纵观全方，当归、熟地补血，麦冬补阴，生地、元参清热凉血，炙甘草益气和中。药仅六味，平淡无奇。然其中奥妙在于先滋汗源，充津液，填补阴精。因为"肾为坎象（☵），一阳寄于二阴之间""五脏皆一，肾独有二，真阴、真阳皆藏于中，水火同居也"。夫今伤寒误汗，温病屡汗，阴精大伤；妇人产后阴血亏虚，热陷血室；阴津耗则寒之不寒；汗源竭则身热无汗。"火能令人昏，水能令人清，神昏谵语，水不足而火有余"（吴鞠通语）。循衣摸床者，热蔽神明也；大渴不止是饮水自救也；舌黑齿燥乃少阴心肾水亏火热熏蒸故也。六脉洪大滑数，按之而空者，热盛脉必数，邪实滑可居；洪大而空，虚劳明征。《金匮要略》有"夫男子平人，脉大为劳，极虚亦为劳"。《景岳全书·传忠录·表证篇》曰："浮脉本为属表……又若血虚动血者脉必浮大，阴虚水亏者脉必浮大，内火炽盛者脉必浮大，关阴格阳者脉必浮大，若此者俱不可一概以浮为表论。"即为此义。

病机已参透，治疗宜分步而行：

第一步，以滋汗源，充津液，填补阴精为先要。即投补阴化气散全方，渴甚加天花粉，大便燥结加知母。

第二步，可有如下几种情形，宜随症灵活处置：

（1）服本方四五剂后，诸症减轻，阴津回，汗源足，此时便可在原方中加柴胡少许以透邪达表。

（2）若服后证情仍重者，则不可加柴胡以透邪。

（3）服本方四五剂后，如证见不燥不渴，神识昏愦，似阳非阳，似阴非阴，脉反小弱者，说明阴中阳虚，宜本方（当归三钱、熟地一两、生地五钱、麦冬五钱、元参五钱、炙甘草钱半）加上好枸杞一钱，或紫油桂一钱，以补阴中之阳。

总之，病至于此，更应谨遵"观其脉证，知犯何逆，随证治之"之训。切忌鼓瑟胶柱，贻误病机。

[应用举例]

例1：

余治学街蒲姓之人，年五十余，身得伤寒月余，诸药罔效，诊其脉洪大而空，舌黑齿燥，时时谵语，便闭七八日，喘息气促，不得仰卧，乃投补阴化气散加知母三钱、皂刺五分，连服两剂。再诊黑苔已退，脉象转小，便畅喘平。又以补阴化气散加僵蚕一钱，服数剂而愈。

（引自《天水市老中医经验选·赵荆山伤寒心法》）

例 2：

产后春温。

吴某，女，25 岁，1957 年春初诊。

产后半月，沐浴感寒，症见恶寒发热、头疼身痛、咽干流涕、咳嗽少痰。前医按风寒袭表以辛温发散，药后汗出、身痛减、恶寒已；然热势徒增、咽喉肿疼、咳嗽胸痛、烦热口渴、眩瞀嗜睡，舌质红、苔黄腻，脉浮取滑数，然重按无力。余寻思，大热、烦渴、大汗出但脉重按无力，非白虎汤所宜；考前医方治，属产后亡血过汗、温邪内陷，有欲传心包之势。法当急救真阴、透邪达表。仿大水火法从阴引阳，合五叶饮轻清宣透。

药用：

当归 9 克、熟地 30 克、生地 15 克、元参 15 克、麦冬 15 克、花粉 9 克、杷叶 9 克、荷叶 9 克、大青叶 9 克、桑叶 9 克、苏叶 2.1 克。一剂，开水煎，徐徐服下，以观消息。

次日二诊：药后热势稍挫，咳亦好转，唯大便五日未行，上方加知母 6 克、蜂蜜一勺（兑冲）。一剂，水煎频服。

三诊：上药服后大便连泻数次，热退神清，汗出减少，知饥思食。自述口苦、手足心热、头晕气短、疲乏无力。予自拟加味柴胡养荣汤：

药用：

> 柴胡 9克、酒芩 4.5克、沙参 10克、麦冬 15克、白芍 9克、知母 6克、花粉 9克、白僵蚕 3克、陈皮 6克、白薇 6克、川贝 4.5克。二剂，水煎服，日服三次。

四诊：诸症大瘥，嘱糜粥自养，并戒重感，忌劳复。将息适宜，即可向愈。

按：妊经隆冬，内热久伏，产后新感，春温可知，误汗伤阴、邪热羁留，真阴亏耗、邪欲逆传。《温病条辨》云："太阴温病，不可发汗……汗出过多者，必神昏谵语。"

本例妊娠经历三冬：

（1）病因上：阴血不足，热邪内伏。

（2）感邪上：产后百脉空虚，沐浴感寒，诱发春温。

（3）治疗上：温病不可发汗，然前医过汗伤阴。

（4）转机上：血汗同源，亡血者无汗，强发其汗则心液大伤，使邪热内陷并有逆传之势。

《灵枢·营卫会生》："夺血者无汗，夺汗者无血。故人生有两死，而无两生。"孕产伤血，复加过汗，导致温邪内陷。急救真阴、从阴引阳、透邪达表乃治疗本证不二之法。补阴化气散、五叶饮二方合用，少阴得滋、太阴能宣。其中，五叶饮系吾师陈伯祥先生所拟，轻清如羽，宣透达邪。原方桑叶三钱、杷叶三钱、大青叶三钱、苏叶七分、荷叶三钱。二诊因气分热盛，便闭五日、眩瞀嗜睡，热势未挫。谨遵"扬汤止沸，莫如釜底抽薪"之训，以知母、蜂蜜润肠通便、增水行舟，方达热退神清。三诊虑其新产兼感、口苦目眩、有热入血室之虞，方用柴胡养荣汤和少阳以利枢机、滋太阴以润华盖而立见全功。方中柴胡散热达邪、黄芩清泄三焦，二药合用疏利枢机、和解少阳；白芍补肝血，伍麦冬善养阴和营；白薇清虚热、配天花粉可止渴除烦；川贝清肺中痰热、僵蚕透未尽之余邪；沙参利心肺之阴、陈皮行中焦之滞。诸药合用，清热不伤胃，养阴不恋邪，补而不腻，散而不耗，谨守病机，穷追不舍，故能力挽狂澜，扶危于俄顷。

（引自《陈伯祥中医妇科经验集要》）

2. 补火归魂散

[组成功用]

药物组成：

> 当归一钱、熟地五钱、茯苓钱半、油桂一钱、炙甘草七分。

加减：下身寒者，加熟附片一至三钱。

服法：水煎冷服。

功用：引火归元，纳气归肾。从阳引阴，火中取水。

主治：伤寒时疫，医用清凉太过，邪热未解，元阳大伤。

临床症状：身热如焚，膝胫反寒，喘息痰鸣，口中不渴，脉微细弱者。

[**方义解析**]

当归：补营养血。《本经》"主咳逆上气"。为血中气药。入心入肝，肝血足则风定；心血足则火息，而皮毛中寒热自愈也。李中梓云："气血昏乱，服之即定。"

熟地：滋培肾水。利血脉，补益真阴之上品。禀仲冬之气，凉血有功，阴血赖其养，新者生则瘀者去，血受补则筋受荣，肾得之而骨强力壮矣。吴仪洛云："熟地黄……入足三阴经，滋肾水，封填骨髓。利血脉，补益真阴，聪耳明目，黑发乌须……感证阴亏，无汗便闭，诸种动血，一切肝肾阴亏，虚损百病。为壮水之主药。"（引自《本草从新》）

茯苓：甘，平。入心、肺、脾、胃、肾经。健脾培中，利水渗湿，宁心安神。《本草从新》曰："色白入肺，泻热而下通膀胱。能通心气于肾，使热从小便出，然必上行入肺，清其化源，而后能下降利水，故洁古谓其上升，东垣谓其下降，各不相背也。主……寒热烦满，口焦舌干。"

肉桂：辛、甘，大热。入肝、肾、脾经。气厚纯阳，益火消阴，温补命门。辛热能消沉寒痼冷，温通能活血脉而止痛。引无根之火降而归元。疏通百脉，宣导百药。入肝肾血分，抑肝而扶脾。

炙甘草：外赤内黄，备坤离之色；味甘气平，资戊己之功；调和群品，有元老之称；普治百邪，得王道之用。益阴除热，专滋脾土。

赵荆山《伤寒心法》明示：补火归魂散"主治伤寒时疫，医用清凉太过，邪热未解，元阳大伤"之证。本方病机在于表邪未解，邪热犹焚，然医者过用清凉，反伤真阳。身如焚，膝胫寒，阴寒内盛而格阳于外也。喘息者，肾为气之根，根本动摇，纳气无权也。痰鸣者，寒败脾阳，运化失司，脾不散精而反酿痰湿也。中阳不振，津液未劫，故口中不渴。脉搏因阳虚而微、血少而细、气不足而每见弱象。

《传忠录》："尝闻之，王应震曰：一点真阳寄坎宫，固根须用味甘温，甘温有益寒无补，堪笑庸医错用功。"方中，当归配熟地，性味甘温，补少阴而固其根本，充精髓而敛散失之真气。油桂伍炙甘草，辛甘化阳，扶命火以振坎中之阳。肉桂得熟地，一阳始回，犹能导火归元，潜浮阳入于坎宫。茯苓得熟地，健脾益肾，先天充盛而无痰湿泛滥之患。熟地配炙甘草，熟地禀仲冬之气，擅补少阴之精；甘草备坤离之色，善资戊己中土；先后承序则乾知大始，坤作成物。茯苓佐肉桂，温阳化气，助州督，伐水邪，行"大气一转"之势。诸品合用，救坎中之真阳，潜浮阳入于阴，引火归元，纳气归肾，从阳引阴，火中取水。若见下身寒者，乃清凉过用，邪热未解而元阳大伤也，加熟附片以回阳救逆尔。

本方表达了如下几个信息：

①表邪犹在，邪热未解；②过用寒凉，损伤阳气；

③阴盛格阳，肾不纳气；④热之以热，甚者从之；⑤热药冷服，以防格拒。

从病机、症状、治则、方药来分析，证机的对，药证合拍，疗效确切，独具手眼。

[应用举例]

例 1：

余治东关赵姓，乳名大牛子，年三岁，得时疫发疹之病，医屡用清下，渐至危殆。视其证腰以上如火，腰以下如冰，神识昏愦，不燥不渴，喘息，脉沉而弱，遂以此方投之，一剂热微减，神稍清，再诊加熟附片一钱，两剂后汗出遍体，热退足温而愈。

（引自《天水市老中医经验选·赵荆山伤寒心法》）

例 2：

支饮治验

蒲某，女，62 岁。1995 年 12 月 6 日初诊。

患哮喘 30 余年，逢冬必犯，每以感寒而作，发则咳逆倚息不得卧，背寒如负冰，胸憋若充囊，呼多吸少，动则喘甚，口唇发绀，全身浮肿，痰涎涌盛，脘腹痞满。舌质紫暗，舌淡胖水滑苔，舌根厚腻；脉浮大，重按无力。证属支饮，此乃宿喘加新感使然。肺脾肾三脏俱损，气血水交互为患。阴寒内盛，真阳虚衰。阴寒内盛，水液不布则停痰积饮，饮邪逆于肺为咳为喘，溢于肌肤则为水为肿，留于中焦为痞为满，渍于肠道为利为泻。真阳虚衰，肾阳虚则摄纳无权，气失镇蛰；内不能涵养脏腑经络，外不得温煦肌肤分肉。脾阳虚馁，健运失职，中土不化精微而反滋生痰湿，坤失厚德后天不健难司生化之源。肺虚则外不御邪，内失宣降，无治节则或肿或咳，失清肃则或喘或逆。久病必瘀，瘀必阻气，气滞血瘀，积饮为患。心肾阳虚，饮蔽心俞则背寒；心血瘀阻，经隧不利则舌紫；升降无序，斡旋失司则喘满。舌淡脉虚大均为阳微之明征。治宜温阳解表，纳气归肾为法。拟麻黄附子细辛汤合补火归魂散化裁：

药用：

> 炙麻黄 6克、熟附片 9克、炙甘草 6克、当归 9克、熟地 30克、茯苓 15克、油桂 6克（后下）、灵磁石 60克（先煎）、厚朴 15克。二剂，水煎频服。

二诊（12月8日）：上药服后，尿量增多，背部有温感，喘渐平，肿大消，胸闷减，能平卧，唯觉口稍苦。既效，上方进退继服。

药用：

> 熟附片 9克、炙甘草 6克、当归 9克、熟地 30克、茯苓 15克、油桂 6克（后下）、灵磁石 60克（先煎）、厚朴 15克、黄芩 4.5克。三剂，水煎频服。

三诊（12月11日）：诸症大瘥，拟二诊方加减以善其后。

药用：

> 甘枸杞 15克、熟附片 6克、炙甘草 6克、当归 9克、熟地 30克、茯苓 15克、油桂 3克（后下）、灵磁石 60克（先煎）、厚朴 12克、黄芩 4.5克、上沉香 3克（冲服）、神曲 12克。五剂，一日一剂，水煎频服。

四诊（12月20日）：近期治愈，喘止，能食，寐安，若无外感、不劳作则宛如平人。嘱仍用三诊方加童子便 150 毫升兑服。六剂，隔日一剂。

按：本例支饮重症，因感寒而发。先予仲景少阴篇麻黄附子细辛汤助阳解表，赵荆山之补火归魂散纳气归肾、从阳引阴，加灵磁石补肾而摄纳真气，增厚朴辛温宽中而行滞气，气行则痰去，痰消则喘平。二诊因表解而弃麻黄不用，但因稍现热象，故少佐黄芩清胆肺浮热为兼制。三诊入上沉香降上逆之气，神曲利食滞之膈。四诊兑童子便者，童便身之水液所化，乃有情之品，功在活血益正，咸寒坚阴。《金匮》云："病痰饮者，当以温药和之。"本方集辛温、甘温、苦温，功在和饮、补肾、活血。治则上突出了温肾助阳，从阳引阴。强调了纳气归肾，引火归元。补肾不忘实脾，健中兼顾理肺，培土方能生金，金水相互资生，这是本案理法方药之特点。

（引自《杏林求索 40 年——张正海临床经验集》）

（二）小 水 火 法

小水火法，是以归芍加元参、麦冬、僵蚕、豆豉汤为代表方剂，主要针对阴虚体质者，在罹患外感热病初期阶段，卫闭营郁，发热无汗，经气不利，其病如景岳所云"阴虚伤寒"，实乃伤寒之两感者；抑或伤寒解后，阴气已伤，余热未尽，复感新邪。由于病入阴分，故身疼发热诸症入暮尤甚。然证情相对轻缓。采用理阴透邪，可促使病机早日向愈的一种扶正解表法。

[**组成功用**]

归芍加元参、麦冬、僵蚕、豆豉汤：

药物组成：

> 当归钱半、紫苏钱半、白芍一钱、陈皮一钱、甘草五分、元参五钱、麦冬五钱、僵蚕一钱、淡豆豉钱半。

服法： 水煎服。

功用： 阴虚解表，理阴透邪。

主治： 伤寒时邪，表邪未解，阴气已伤。或阴虚伤寒。或伤寒时疫解后余热未尽，复感薄寒，发热无汗，至晚尤甚者。

临床症状： 身热无汗，微恶风寒，或不恶寒，头痛身疼，眩晕口干，倦怠少食，舌红苔薄，脉数无力。

或旧感余邪尚未尽愈，又复感新邪，证见发热无汗，入夜尤甚者。

治则：养阴解表，理阴透邪。

[**方义解析**]

当归：生血，养血，活血。凡虚者能补，滞者能行。欲其升散，当佐以川芎；欲其敛附，当佐以芍药。

白芍：苦、酸，微寒。入肝经。养血敛阴，柔肝止痛，平抑肝阳。可升可降，能清能敛。能泻肝脾之火，故能止腹之热痛。亦能止汗。《本草正义》："白者苦而微酸，能益太阴之脾阴，而收涣散之大气，亦补益肝阴，而柔驯肝气之横逆。"

元参：能解血中之热，清游火，滋肝肺，除痘疹之热毒。

麦冬：生津止渴，清肺滋阴，除烦热，解燥毒，阴虚而多火者宜之。

陈皮：辛、苦，温。入脾、肺经。理气健脾，化痰燥湿。和脾胃，达阴阳，开痰行气，和胃消胀。可降可升《本经》："治胸中瘕热逆气。""橘皮苦能泻能燥，辛能散，温能和。其治百病，总是取其理气燥湿之功。同补药则补，同泻药则泻，同升药则升，同降药则降。脾乃元气之母，肺乃摄气之籥，故橘皮为二经气分之药，但随所配而补泻升降也。"（李时珍语）

紫苏：辛，温。入肺、脾经。平散之品。发表散寒，行气宽中。《本草正义》："紫苏芳香气烈……外开皮毛，泄肺气而通腠理。上则通鼻塞，清头目，为风寒外感灵药；中则开胸膈，醒脾胃，宣化痰饮，解郁结而利气滞。"苏梗能顺气，其性缓体虚者可用。

僵蚕：咸、辛，平。入肝、肺经。僵而不腐，得清化之气。其气味俱薄，轻浮而升，故能散风化相火逆结之痰，散结行经。祛风，解痉，散结为其专长。主治中风失音，头风齿痛，喉痹咽肿，丹毒瘙痒，小儿惊痫，肤如鳞甲，瘰疬结核，崩中带下等诸疾。《本草纲目》："僵蚕，蚕之病风者也，治风化痰，散结行经，所谓因其气相感而以意使之者也。"对血虚而风寒邪客者良。

清人杨栗山《伤寒瘟疫条辨》中，对人感天行疵疠之杂气，导致清邪中上焦，浊邪中下焦，邪毒内蕴，壅遏清道之证者，辄以升降散（酒炒白僵蚕二两，蝉蜕一两，去皮广姜黄三钱，生大黄四两。为末，以冷黄酒一盅，蜜五钱。调服三钱，六证并主之。能上能下，或下后汗出，有升清降浊之义，因名升降散，较普济消毒饮为尤胜。夫此六证乃温病中之最重且凶者）投之每获良效。可见伤寒时疫，身痛发热，阴气已伤者，方中使用僵蚕，确寓杨氏升降散之义。

淡豆豉：辛、甘、微苦，寒。入肺、胃经。解表，除烦。《本草从新》："苦泄肺，寒胜热，发汗解肌，调中下气，治伤寒寒热头痛，烦躁满闷，懊恼不眠，发斑呕逆。"

依病机，方中药物可分两大类：扶正之品有当归、白芍、元参、麦冬之属。解表之品有紫苏、淡豆豉等药。陈皮和中调升降，甘草益气和诸药。唯妙在僵蚕一药，气味俱薄，轻浮而升，阳中之阳。可升清阳之气，清阳升则浊阴之气自降矣。李鸣泉曾说："僵蚕善透邪达表，为方中要药，必不可弃之。"

纵观全方，当归、白芍、元参、麦冬养血滋阴充汗源，紫苏、淡豆豉辛温解表散风寒。陈皮、甘草斡旋中焦调和诸药。僵蚕血肉有情，得桑露之精气，轻宣升浮，以透邪达表。紫苏得玄、麦辛散而不伤肝肾之阴。玄、麦配紫苏扶正以鼓邪自汗而发之。白芍伍当归和营而不滞血中之气。归、芍偕豆豉敛泄有制而玄府开阖得宜。是故白芍收失位之阴，行其荣气；甘草和不调之气，缓其逆气。发表不伤正，扶正不留邪。理阴透邪名至实归矣。

本方所治，实为景岳所云的"阴虚伤寒"，而本方仍不出滋阴解表剂的范畴。

[**应用举例**]

雷某，男，年 62 岁。

仲春感受时邪十余日，延医迭进表散、清泄、滋补等药，渐至昏沉不起，乃邀王老往诊以断预后。查其身热（39.5℃）无汗，皮肤枯涩，虽昏沉似睡，但呼之即醒，问之亦无所苦，按之腹中尚软，唯数日来饮食不进，口干气短，无力以动，故但困卧欲睡也。诊其脉虚数兼促，舌红乏津，苔黄薄而糙。诊毕，王老乃告其家人曰："人身阴气，年四十当去其半。今年愈花甲之躯，阴气大衰，复经表里杂投，津液大伤，无以化气作汗以祛邪外出，转令留恋在表而不解，其症虽似阴非阴，似阳非阳，颇难辨识，但察其里无实邪壅滞，情状大明，且脉之虚数兼促，乃阴气虽伤，尚有酿汗达邪之机，勿须过虑，但得服药之后能周身微微汗出，病必回头。"乃以"小水火法"加减：元参9克、麦冬6克、粉葛根9克、白芍6克、花粉9克、僵蚕3克、淡豆豉4.5克、陈皮4.5克、甘草3克、上枸杞2.1克、生姜2克。水煎2次，分温顿服。

服上药一剂，遍体汗出，身热顿减（38.2℃），神识转清，自觉四肢痛楚，口仍干渴，守原方加当归3克、牛子3克。再进一剂。服药后身汗津津，热微神清，脉转缓和，舌上津回，然犹胃纳不佳，小便短少色黄，乃以养阴和胃，兼理余邪之法，调理数日而瘥。

（引自《王仲青老中医治疗发热证的经验介绍》，见1992年第4期《甘肃中医》；作者：刘兆麟、葛健文）

五、

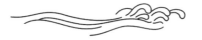

兼论李氏大小
水火法

李氏大小水火法，乃李仰白（字子高）氏所创立，其理论与赵氏水火法大体相同，但在处方用药方面尚有区别，体现了李氏风格。

我们先从李子高先生《伤寒验案二则——兼论水火法在临床上的运用》分析，认识李氏水火法之内容：

案1：

常某，男，8岁，1960年9月3日初诊。

发病近十日，初起发热恶寒，头痛身痛。经医治，病情缓解。因任性脱衣，复又重感，他医以解表剂而屡汗不解。症见身热不扬，昏迷嗜睡，时谵语，渴不欲饮，小便发黄，大便二日未解。舌质红，苔微黄，中有一小块全青色，脉象沉数兼紧。证属太少并病，过汗伤阳，施以理阴透邪之法。

方用：

九熟地9克、当归身4.5克、干姜1.5克、枸杞2.1克、柴胡3克、寸冬4.5克、陈皮3克、白芍4.5克、淡豆豉6克、僵蚕3克。服二剂。

9月5日二诊：药后昏迷减轻，身有微汗，面、胸部出现红疹少许，困倦无力，脉沉数，青苔已退。原方去干姜再服二剂。

9月7日三诊：脉象沉而滑数，全身有汗，神志清晰，项及胸部出现白痦。上方去枸杞、豆豉继服二剂。

9月9日四诊：诸症均退，惟感头闷耳鸣，不思饮食，困倦乏力。治以养阴清热，扶正和胃。

方用：

熟地炭 9克、杭芍 4.5克、归身 3克、女贞子 3克、柴胡 1.5克、酒芩 3克、川厚朴 4.5克、北沙参 6克、甘草 1.5克。

此药服后诸症皆平，令其饮食调理，而告痊愈。

案2：

丁某，男，15岁。1963年9月17日初诊。

头身昏重，面部油垢，舌苔黑燥，口有裂纹，唇齿如煤，昏迷不醒，谵语遗尿。询之家人，知服发汗药数剂，遂成此病。此乃上盛下虚之证。治宜引火归元，纳气归肾，火中取水，一阴煎加减。

方用：

生地 9克、元参 9克、寸冬 9克、花粉 9克、柴胡 2.1克、丹皮 6克、知母 6克、僵蚕 3克、豆豉 6克、白芍 3克、陈皮 3克、油桂 0.6克。服二剂。

9月19日二诊：症势稍减，舌苔已润，唇齿色转红活，胸部以上汗出，项部有红疹少许，时迷时醒，烦渴大饮，脉象洪大。拟人参白虎汤加减：

方用：

> 党参 4.5克、知母 6克、石膏 9克①、僵蚕 3克、蝉衣 4.5克、粳米 6克。服二剂。

9月21日三诊：全身出汗，脉洪大，烦渴欲饮，精神好转，腰骶部出现圆形斑数块，色不鲜红。上方去党参，加升麻 1.5 克、柴胡 3 克、炙鳖甲 3 克。再服二剂，以举斑陷。

9月23日四诊：一切恢复正常，毋须服药，令其饮食调理而愈。

余临床多年，治伤寒颇多，常用大小水火法，每奏奇效。盖此法乃雷（子兴）氏经验，余受业于雷氏门下，经口传心授，颇有体会；后与已故名医赵荆山、吴鉴三二氏专心研究，临证会诊，多有心得，在诊务之余，博览群书，始知其法出自《景岳全书》。

按：李老临证六十余年，运用水火之法，治愈伤寒证颇多。由于审证明确，故而每奏奇效。如案一，乃求汗于阴，生气于精，即水中取火之法。案二，为引火归元，纳气归肾，即火中取水。其目的都在于求汗，但得正汗一透，则表里皆愈。故水火法，也是汗法，只是在扶正的基础上而求汗，使表解正复，阴阳协调，其病当

---

① 查阅的相关资料显示：石膏之后，应补"寸冬6克"。——特邀编辑田彤熙

愈。前案所示，病已入阴，虽有表证，然决不可单纯解表，重在扶正，少加轻透之品，且用量宜轻，如柴胡、僵蚕仅用微量，枸杞、油桂亦不过3克，无非是取求汗于阴，引火归元之意。

（引自《天水市老中医经验选·李子高医案选录》）

从以上两例医案可以看出，李氏水火法依然出自《内经》《景岳全书》，经雷海峰师传，先后与赵荆山、吴鉴三诸贤切磋、探究，终创出有别于赵荆山之水火法。

李氏水火法之传承人李鸣泉、郭温润，在其《李鸣泉经验选·浅谈大小水火法在临床上的运用》中，对李氏水火法作了详尽介绍，指出李氏大小水火法是在《内经》理论的指导下，结合前人之有关论述及先叔（李子高）的临床实践，针对伤寒、时疫在某些病理阶段的不同特征而创立的两类治法。此法自民国初年问世，便以其卓越的疗效而为当时医者推崇。

该文共分水火法释义、脉症方药、治验举例等三部分，现摘录如下：

（一）水火法释义

《经》言："生之本，本于阴阳。"所谓治病必求于本者，求于阴阳也。阴阳之义，有如水火，火属阳而气热，水属阴而气寒。故阴阳之变，阳盛则热，阴盛则寒，是阴阳自病。凡此之类皆可"寒者热之，热者寒之"而病已。至如"阴盛则阳病，阳盛则阴病"，为阴阳之互伤，当是时也，寒之不寒，热之不热，唯宜从阳引阴，从阴引阳，各求其属以衰之。如求汗于阴，生气于精乃填补阴精，化气作汗，使内陷阴分之热，托之仍由外解，为从阳引阴之法，即水中取火之义。至若引火归元，纳气归肾，使外越之阳下归其位，令互复而热除病愈，为从阴引阳，即火中取水之义。水中取火，火中取水，则称为水火法。上言阴阳之病，治寒以热，治热以寒为逆治之法。水火之法，为从治之属，《经》言"逆者正治，从者反治"。故所谓水火法者，乃反调阴阳之义也。然病有轻重，药有缓急，故方制亦有大小之异。如上述两法，一为阳邪入阴，精血大伤，无以化气生津，故以发汗逐邪外出；一为邪热久羁，阴损及阳，其阳外越，寒由内生，乃危急之病，方宜制大其服，故曰大水火法；一为表邪未解，阴气已伤，日久不能作汗祛邪，病情较缓，只宜制小其服，故曰小水火法。

（二）脉 症 方 药

李氏大水火法：加减一阴煎

此法求汗于阴，生气于精，主治伤寒、时疫日久，屡汗不解，或妇女热入血室，壮热烦渴，神昏谵语，甚则昏愦不语，循衣摸床，舌黑焦燥，六脉洪大滑数，按之而空，泄卫清营，实难奏效，宜急服此方：

生地15克、熟地15克、元参12克、麦冬9克、白芍6克、僵蚕2.1克、柴胡3克、淡豆豉4.5克、甘草2.1克。

用本方连用四五剂，汗出肤润，热退渴止，黑苔尽退，其脉转平而愈。如服本方后，汗出病仍不解，宜加当归3克。热仍不退，依本方去柴胡，将僵蚕改用1.5克，再加上好枸杞3克，汗出而愈。若证似前而脉细弱，舌燥不渴，神识昏愦，似阳非阳，似阴非阴，治之极难，此乃阴中阳虚，宜贞元饮加油桂等，以补阴中之阳。

方用：

熟地15克、当归3克、元参9克、杭白芍4.5克、僵蚕1.5克、甘草2.1克、紫油桂1克。水煎服。

此方引火归元，纳气归肾，服一剂得微汗，口干减轻，舌黑苔渐退，神识转清。第二剂油桂可减0.5克，药后舌苔大润，神识全清，诸症减半。此时邪溃阳复，阴气尚虚，可用养阴扶正之品，连进数剂而愈。如阳复太过，脏邪还腑，里热转盛，舌苔黄厚，腹胀便秘，可用承气养荣汤以利之，大便一通，则里热自解。

承气养荣汤：

生地15克、当归5克、杭白芍5克、知母6克、大黄9克、枳实5克、厚朴5克。水煎服。

此方先进一剂，则大便下燥矢数块，若不甚通利，必须再进一剂，则大便通利成条，里邪尽解，后服养阴益胃之剂，可收全功。

李氏小水火法：归芍透邪煎

此法理阴透邪，表里双解，主治伤寒初起，发热恶寒，头痛项强，身痛，早轻晚重，屡汗不解，脉浮而迟，舌白尖红。此属感冒日久，表邪未解，阴气已伤，邪陷阴分，而不宜用桂枝汤者，则宜用此方。

当归 2.1克、**杭白芍** 5克、**元参** 6克、**紫苏** 4克、**麦冬** 9克、**僵蚕** 3克、**防风** 5克、**陈皮** 5克、**淡豆豉** 2.1克、**甘草** 2.1克。水煎服。

用本方连服 3 剂后，得微汗，其症如失。

（三）治 验 举 例

例 1：

伤寒劳复（李氏大水火法一例）

何某，男，10 岁，住本市忠义巷。1963 年 10 月 7 日初诊。

患者始病恶寒发热，头痛如裂，身痛自汗，口干溺赤，延医服中药数剂，病退思食，因而饱食贪玩，大病复作，中、西医药罔效，渐至昏睡不起，延余诊治时，见患者盖被倦卧，壮热神昏，身汗溅然，口干唇焦。其父告以十余日来，常昏迷不醒，醒则便呼头痛发冷，时或索水欲饮，水至则复昏睡矣。查体温40℃，舌苔白腻，质红，脉浮而弱。此因邪热久羁，内陷三阴，阴精大耗，又复过汗损及阳气，正虚无力达邪外出，病属劳复重症。常法断难奏效，故用大水火法，托里透邪。

方药：

生地9克、熟地9克、元参6克①、柴胡2.1克、杭白芍5克、花粉6克、甘草2.1克、优质枸杞1克。水煎服。

10月8日再诊：

上方先服一剂，热减口润，查体温38.5℃，病势减轻，嘱原方再进一剂。

10月9日三诊：

发热已微，手足有汗，尿赤转淡，神识清楚，诸症悉减，惟少气不食，查体温37.8℃，舌淡苔薄，脉象细弱。此外邪已退，正虚难支，亟宜于养阴扶正之剂，少佐温阳祛邪之味：

方用：

生地9克、熟地9克、元参6克、麦冬6克、白芍5克、制附片1.5克、陈皮3克、僵蚕1.5克、甘草1.5克。一剂，开水煎服。

10月10日四诊：

精神转佳，颇有食欲，体温37℃，守原方再服一剂。

① 查《天水市志》（2004年版），此后有"麦冬6克"。——特邀编辑田彤熙

10月5日五诊：

热退神清，前症悉除，然上焦燥热未清，复见耳痛、胸闷、咳嗽有痰，遂投养阴清肺消痰之方，数剂告痊。

例2：

温毒发热日久不退（李氏小水火法一例）

李某，男，18岁，住本市东关。1980年10月3日初诊。

患者初感头痛寒热，继则两腮焮肿，他医按痄腮治之，中、西药针并施，外敷解毒消肿之剂，一二日肿痛全消，然因病毒未清，余邪留滞阴分，症见午后发热，入夜尤甚，迁延将近十日。诊之脉细而数，舌苔白而质干。乃用归芍透邪煎（小水火法）理阴透邪，使余毒仍从外解。

方用：

生地9克、元参12克、麦冬9克、白芍6克、紫苏4.5克、当归2.4克、僵蚕4.5克、陈皮3克、淡豆豉3克、甘草2.1克。

一剂汗出热解，再剂痊愈。

按：水火法在治则中属于反治法之列，乃反调阴阳之义，它是古代滋阴求汗法的进一步发挥和应用。先生用其治疗伤寒、时疫，贵在圆机活法，把握病机，审时度势，权衡急缓，故而得心应手，屡收卓效。

（引自《李鸣泉经验选·浅谈大小水火法在临床上的运用》）

以上是笔者对赵氏大小水火法与李氏大小水火法的各自方药组成、功用主治、临床运用等方面所做的全面详细介绍。

六、

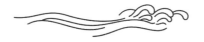

赵荆山氏水火法与李子高氏水火法之异同

从上所述，我们不难看出赵荆山氏水火法与李子高氏水火法是有不同之处的。下面我们就从两种水火法的立法、方药、治疗时序上做一比较分析，以鉴其异同：

（一）赵氏与李氏大水火法异同

1. 赵氏大水火法

以补阴化气散为大水火法代表方。补阴化气散（当归、熟地、炙甘草、生地、麦冬、元参），方中以补阴养血滋汗源为基点，所以采用景岳贞元饮（当归、熟地、炙甘草）为主方，以补益肝肾之阴精，资固元海之根本。赵荆山氏以此更加生地、麦冬、元参，旨在养阴扶正，充精助坎。方中当归、熟地、生地、麦冬、元参均为多汁厚味之品，育阴滋液而奉精于坎水，以达求汗于阴、生气于精之效。赵氏谓此法从阴引阳，水中取火。本方的特点养阴而不宣表透邪，故全方未用任何表散达邪之品。当本方服至四五剂后，出现脉小、口舌大润、黑苔尽退之见证时，才仅用柴胡少许以透邪。这里示人要看到"阴充津回"是本方的预期疗效，也是补阴化气散的制方目的；而脉小，口舌大润，黑苔尽退则是"阴充精回"、津液还生的临证指标。若果病情达到这一步，方可议透邪达表。所以仅用柴胡少许以透邪。这已经是第二步治则。如若服补阴化气散四五剂后，病仍不解，反见证情加重者，则不可加之（指透邪之柴胡）。从这里可以看出，赵氏大水火法立足扶正，步步为营，静观其变，随证治之。阴精不回，汗源不充，绝不妄发其表。这是赵氏大水火法的主要特点。

补火归魂散（当归、熟地、炙甘草、茯苓、油桂）：赵氏谓此方引火归元，纳气归肾，从阳引阴，火中取水。方亦由景岳贞元饮加茯苓、油桂而成。考景岳贞元饮，由熟地黄七八钱甚者一二两、炙甘草一至三钱、当归二三钱，水二盅，煎八分温服。如兼呕恶或恶寒者加煨姜三五片。如气虚脉微至极者急加人参随宜。如肝肾阴虚手足厥冷加肉桂一钱。《景岳全书·新方八阵·补阵》在论及贞元饮时云："治气短似喘，呼吸促急，提不能升，咽不能降，气道噎塞，势剧垂危者。常人但知为气急其病在上，而不知元海无根，亏损肝肾，此子午不交，气脱证也。尤为妇人血海常亏者最多此证。宜急用此饮以济之、缓之。敢云神剂。凡诊此证，脉必微细无神，若微而兼紧，尤为可畏。倘庸众不知，妄云痰逆气滞，用牛黄、苏合及青、陈、枳壳破气等剂，则速其危矣。"而补火归魂散专为伤寒过用寒凉，冰伏其邪，大伤元阳，真寒假热，阴阳格拒而设。其身热膝胫寒者四肢厥逆也；喘息痰鸣，口中不渴者脾肾阳衰之象；脉微细者少阴阳虚明征。赵荆山以景岳贞元饮为主方，伍以茯苓、油桂以益肾固本，引火归元，纳气归肾，补坎中真阳，交子午，固元根，法以从治，救逆于俄顷。

以上两方，都以景岳贞元饮为基础，赵氏均以伤寒时疫冠首，但法从固本肇始，补阴扶阳为先务；待阴充津回，阳气来复方可透邪达表，这里表透为第二步，宣表药尚不轻用。这是赵氏大水火法的最大特点。

2. 李氏大水火法

李氏大水火法以景岳一阴煎加减为代表方剂：

药用：

生地 15克、熟地 15克、元参 12克、麦冬 9克、白芍 6克、僵蚕 2.1克、柴胡 3克、淡豆豉 4.5克、甘草 2.1克。

李氏云：此法求汗于阴，生气于精，主治伤寒、时疫日久，屡汗不解，或妇女热入血室，壮热烦渴，神昏谵语，甚则昏愦不语，循衣摸床，舌黑焦燥，六脉洪大滑数，按之而空，泄卫清营，实难奏效，宜急服此方。

3. 异同分析

显然，李氏大水火法与赵氏大水火法不论在药物组成或组方立意上是有明显区别的。

首先，李氏大水火法是以景岳一阴煎加减而成，考景岳一阴煎，《景岳全书·新方八阵·补阵》载："一阴煎，此治水亏火胜之剂，故曰一阴，凡肾水真阴虚损而脉证多阳，虚火发热及阴虚动血等证，或疟疾伤寒屡散之后，取汗既多，脉虚气弱而烦渴不止，潮热不退者，此以汗多伤阴，水亏而然也，皆宜用此加减主之：生地二钱、熟地三五钱、芍药二钱、麦冬二钱、甘草一钱、牛膝一钱半、丹参二钱。水二盅，煎七分，食远温服。如火盛躁烦者入真龟胶二三钱化服。如气虚者间用人参一二钱。如心虚不眠多汗者加枣仁、当归各一二钱。如汗多烦躁者加五味子十粒，或加山药、山茱萸。如见微火者加女贞子一二钱。如虚火上浮，或吐血、或衄血不止者加泽泻一二钱、茜根二钱，或加川续断一二钱以涩之亦妙。"李氏去方中牛膝、丹参，更加元参、僵蚕、柴胡、豆豉，并制小其剂，而成求汗于阴、生气于精之要方，名曰大水火法。本方之特点在于生地、芍药、元参、麦冬、熟地养阴扶正，资滋汗源；僵蚕、柴胡、豆豉辛散宣发、透邪达表。方中集养阴扶正、宣发透邪于一炉，这是李氏大水火法的特色所在，也是异于补阴化气散的制方手法。彼以扶正为先务，俟阴充津还，再稍以柴胡一汗而解。此则扶正透表双管齐下，滋阴以托邪，透邪免劫阴。

当用本方四五剂以后，证见汗出肤润，热退渴止，黑苔尽退，其脉转平，意示津液来复，出邪达表，病已向愈。

若连用本方四五剂后，汗出病仍不解，宜加当归3克。热仍不退，依本方去柴胡，将僵蚕改用1.5克，再加上好枸杞3克，汗出而愈。

若证似前而脉细弱，舌燥不渴，神识昏愦，似阳非阳，似阴非阴，治之极难，此乃阴中阳虚，宜贞元饮加油桂等，以补阴中之阳：

药用：

> 熟地 15克、当归 3克、元参 9克、杭白芍 4.5克、僵
> 蚕 1.5克、甘草 2.1克、紫油桂 1克。水煎服。

此方引火归元，纳气归肾，服一剂得微汗，口干减轻，舌黑苔渐退，神识转清。第二剂油桂可减 0.5 克，药后舌苔大润，神识全清，诸症减半。此时邪溃阳复，阴气尚虚，可用养阴扶正之品，连进数剂而愈。

如阳复太过，脏邪还腑，里热转盛，舌苔黄厚，腹胀便秘，可用承气养荣汤以利之，大便一通，则里热自解。

承气养荣汤：

药用：

> 生地 15克、当归 5克、杭白芍 5克、知母 6克、大
> 黄 9克、枳实 5克、厚朴 5克。水煎服。

此方先进一剂，则大便下燥矢数块，若不甚通利，必须再进一剂，则大便通利成条，里邪尽解，后服养阴益胃之剂，可收全功。

再从方药服后出现不同见证的处理上，亦有不同之处可鉴：赵氏直接以补阴化气散或补火归魂散主治大水火法适应证，然而此二方均由景岳贞元饮衍变而成。而李氏大水火法，先以景岳一阴煎加减主治大水火法适应证。当一阴煎加减服四五剂后，出现汗出病仍不解，脉细弱，舌燥不渴，神识昏愦，似阳非阳，似阴非阴，治

之极难，阴中阳虚时，才宜用贞元饮加油桂等，以补阴中之阳。二者除立方有异之外，尚有方药投用之时空差。另外，当依上法治疗后，若阳复太过而见阳明燥实者，赵氏仅以补阴化气散加知母，而李氏则用承气养荣汤以利之，体现了釜底抽薪、里热自解之义。

以上阐述了赵氏大水火法与李氏大水火法的不同之处。

两个大水火法之共同之处在于病机相同，临床见证相似，求汗于阴、生气于精的治则一致。顾护阴液，滋充汗源，酿汗达邪之初衷契合。虽方制有别，但异曲同工，殊途同归。

（二）赵氏与李氏小水火法异同

1. 赵氏小水火法

赵氏小水火法是以归芍加元参、麦冬、僵蚕、豆豉汤为代表方的。全方由当归、杭白芍、元参、紫苏、麦冬、僵蚕、防风、陈皮、淡豆豉、甘草组成。用本方连服3剂后，得微汗，其症如失。本方以治伤寒时邪，表邪未解，阴气已伤，证见身热无汗，微恶风寒，或不恶寒，头痛身疼，眩晕口干，倦怠少食，舌红苔薄，脉数无力者，或伤寒时疫解后余热未尽，复感薄寒，发热无汗，至晚尤甚者，用此理阴透邪。其专为表未解而阴已伤，但症候较轻者而设，故制小其剂以滋阴解表，适于景岳所谓的阴虚伤寒之类。本法之特点是滋阴药与解表药同用，以表未解而阴已伤为病机，且症候较轻者。

2. 李氏小水火法

李氏小水火法是以归芍透邪煎为代表方：

药用：

> 当归 2.1 克、杭白芍 5 克、元参 6 克、紫苏 4 克、麦冬 9 克、僵蚕 3 克、防风 5 克、陈皮 5 克、淡豆豉 2.1 克、甘草 2.1 克。水煎服。

用本方连服 3 剂后，得微汗，其症如失。此法理阴透邪，表里双解。主治伤寒初起，发热恶寒，头疼项强身痛，早轻晚重，屡汗不解，但脉浮而迟，舌白尖红。此属感冒日久，表邪未解，阴气已伤，邪陷阴分，而不宜用桂枝汤者。

3. 异同分析

从归芍透邪煎的药物组成来分析，本方与赵荆山氏的小水火法代表方归芍加元参、麦冬、僵蚕、豆豉汤药物组成相同，唯用量稍轻。不难看出赵氏与李氏在小水火法的方药上是一致的。但是，在其功能与主治方面：

赵氏以伤寒时疫，表邪未解，阴气已伤，证见身热无汗，微恶风寒，或不恶寒，头痛身疼，眩晕口干，倦怠少食，舌红苔薄，发热无汗，至晚尤甚者，用此理阴透邪。

李氏以伤寒初起，发热恶寒，头疼项强身痛，早轻晚重，屡汗不解，但脉浮而迟，舌白尖红，属感冒日久，表邪未解，阴气已伤，邪陷阴分，而不宜用桂枝汤者，用此理阴透邪，表里双解。

这里"理阴透邪"则是两方的共同之点。然而稍加注意，我们会发现，同是一方，赵氏主"身热无汗"，而李氏主"屡汗不解"。这到底是怎么回事呢？

赵氏小水火法之代表方——归芍加元参、麦冬、僵蚕、豆豉汤，它脱胎于归芍汤，而归芍汤（当归、紫苏、白芍、陈皮、甘草）原治伤寒初起，发热恶寒，头疼脉浮或缓，不宜用桂枝汤者。由此观之，发热恶寒头疼者伤寒初起也，脉浮主病在表，脉缓为表虚。太阳病脉浮缓，乃太阳中风之脉象也。既然是太阳中风，为何不宜用桂枝汤？赵氏给出的答案是"阴气已伤"。阴伤则汗源不充，故身热无汗；阴伤无力达邪而表证犹在，故微恶风寒。所以不用桂枝汤而用归芍加元参、麦冬、僵蚕、豆豉汤以理阴透邪。

李氏小水火法之代表方——归芍透邪煎，其主治伤寒初起，因屡汗不解而致邪陷阴分，而不宜用桂枝汤者，证见感冒日久，朝轻暮重，脉浮而迟，舌白尖红。李氏的答案仍是"阴气已伤"。由斯可见，李氏之汗属于伤寒过汗之坏证，乃医者多次强发其汗使然。证见感冒逗缠日久，系邪陷阴分之故。朝轻暮重是阴气已伤之明征也。脉象浮而迟者，浮为表未解，迟为阴血少。这里需要提及的是，本为阴虚感寒，因屡发其汗导致邪陷阴分，所以李氏用归芍透邪煎理阴透邪，表里双解。此亦李氏小水火法之深义也。

从字面来看，赵氏"身热无汗"与李氏"屡汗不解"，赵氏身热无汗之"汗"为名词，而李氏屡汗不解之"汗"系动词，意即用发汗的方法使病不能得到解除；故而，此"汗"与彼"汗"不可同日而语。

另外，赵荆山先生在其《验方集要》中载有一方，亦名曰"归芍透邪煎"，方由当归五分、生地钱半、白芍钱半、黄连五分、东山楂钱半、柴胡一钱、薄荷七分、僵蚕七分、蝉蜕一钱、甘草七分组成。主治伤寒发热恶寒，舌色通红，不思饮食，身困咽干，喉痛，或发汗后热不退，此营血已伤，邪不能出，将欲内陷之证。显然，赵氏这首归芍透邪煎与李氏小水火法的归芍透邪煎名同而方药有别，而且未被赵氏明文归于小水火法之列，故专录于此，资供分析参考。

另外，两种水火法产生的时间也相差数十年：

赵荆山氏水火法：赵生于 1859 年，师从雷子兴。

李子高氏水火法：李生于 1893 年，师从雷海峰（雷子兴之子）。

赵荆山氏水火法，要比李子高氏水火法早三十余年，但两者在学术思想上是一脉相承的。

天水市卫生学校朱澜先生在《大小水火法理论渊源及临床应用浅析》一文中云：

赵荆山医案中的归芍汤（当归、白芍、紫苏、陈皮、甘草）就是在张景岳的归芍汤（当归、白芍、陈皮、甘草）中加入解表散寒的紫苏，治疗伤寒初起，发热恶寒，头疼脉浮缓，而不宜用桂枝汤者。若伤寒七八日，表邪不解，营阴渐伤者，此方加入元参、麦冬滋阴清热，豆豉发汗解表，僵蚕搜剔经络风邪，诸药合用，共奏调理营阴，透邪外达之功，先辈称此一精良治法为"小水火法"，旨在治疗伤寒表邪不退，渐入营血，但阴液尚未大耗之证。还有归芍透邪煎（当归、生地、白芍、黄连、山楂、柴胡、薄荷、僵蚕、蝉衣、甘草）和清代杨栗山的"增损双解散"之意，治疗伤寒发汗热不退，营血已伤，邪不能出，将欲内陷之证，旨在理阴透邪，表里双解。由此可见，温病"入营犹可透热转气"的治则对我市先辈医家创制"小水火法"的思路不无影响。再如李鸣泉老中医采用大水火法治疗伤寒劳复的验案，亦是在张景岳一阴煎（生地、熟地、白芍、麦冬、甘草、牛膝、丹参）的基础上除去牛膝、丹参加入升阳解表的柴胡、僵蚕之属所奏效的，以上诸方，都是采用补阴药与解表药同用求汗的方法，临床应用，尚须融会贯通，知常达变。

仁者见仁，智者见智，朱氏此说不无道理。

以上通过对两种水火法的介绍、分析、对比，展示了两种水火法之异同。

七、

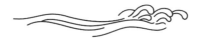

大小水火法的临床
价值与思考

大小水火法是古城天水数代医家，历经近百年辛勤实践的结晶，凝聚了众多杏林高手的无数心血，对陇邑广大患者恢复健康功不可没。我们在用它治愈重症而沉浸于喜悦之中时，也不免有些问题引起我们思考：

（一）大小水火法到底是一种怎样的治疗方法

由于大小水火法的卓越疗效，凡使用过此法的古今医者，不免对其赞褒有加，对其法总结起来主要有如下三种观点：

1. 第一种观点——救逆法说

认为大小水火法，实系一种救逆方法。《伤寒论》有伤寒的救逆之法，如《伤寒论》301条云："少阴病，始得之，反发热，脉沉者，麻黄细辛附子汤主之。"此为少阴阳虚兼太阳感寒之太少两感之证治。若得之二三日，因少阴阳气更虚，不任发汗，故弃麻黄附子细辛汤不用，而改用麻黄附子甘草汤温经微发其汗。所以就有302条的"少阴病，得之二三日，麻黄附子甘草汤微发汗，以二三日无证，故微发汗也"之训。如果经上法处理后，病情不但未得到缓解，反而又见头痛、身体疼痛等症，说明少阴阳气虚极，邪热留恋，无力作汗而达邪出表。此时应遵循"病发热头痛，脉反沉，若不差，身体疼痛，当救其里，宜四逆汤"。假若病情湮缠不解，复见"里寒外热，手足厥逆，脉微欲绝，身反不恶寒，其人面色赤……通脉四逆汤主之"。仲景"观其脉证，知犯何逆"，步步深入，力挽狂澜，树立了救逆治疗的光辉范例。

叶、吴温热病学亦有温病之救逆策略，如《温病条辨·下焦篇》："温病误表，津液被劫，心中震震，舌强神昏，宜复脉法复其津液，舌上津回则生；汗自出，中无所主者，救逆汤主之。"（救逆汤方：炙甘草六钱、干地黄六钱、生白芍八钱、麦冬五钱、阿胶三钱、生龙骨四钱、生牡蛎八钱。脉虚大欲散者，加人参二钱）

《温热经纬·余师愚疫病篇》云："疫热乃无形之毒，病形虽似大热，而脉象细数无力，所谓壮火食气也，若以无形之火热，而当硝、黄之猛烈，热毒焉有不乘虚而深入耶？怯弱之人，不为阳脱，即为阴脱，气血稍能驾驭者，亦必脉转沉伏，变证蜂起，或四肢逆冷，或神昏谵语，或郁冒直视，或遗溺旁流，甚至舌卷囊缩，循衣摸床，种种恶候，颇类伤寒，医者不悟，引邪入内，阳极似阴，而曰变成阴证，妄投参、桂，死如服毒，遍身青紫，口鼻流血，如未服热药者，即用大剂清瘟败毒饮重加石膏，或可挽回，余因历救多人，故表而出之。"

阴津的亏耗轻重和阳气的损伤程度，直接关乎外感热病病程的长短和疾病的预后。伤寒六经相传，其实质是反映了阳气量的多寡与阳气分布的状况；温病的病机改变，其关键遵循了阴津消长和存亡的规律。历代先贤救逆之法，独具手眼，各有千秋。或救阴或救阳，但从阴引阳、从阳引阴的原则不变。或壮水制火，或益火消阴，然逆者正治、从者反治之治法则一。大小水火法仍不出此法门，而水火法正好是针对外感热病，屡汗不解，阴精大耗，或妇女产后，热入血室，出现身热无汗，神昏谵语，循衣摸床等危急见证，根据阴阳互根、阴生阳长之理，通过求汗于阴，生气于精，从阴引阳，水中取火，或引火归元，或纳气归肾，使阳气通达，津液回复，从而成为补阴化气、燮理阴阳、托里透邪的一种救逆方法。其谨遵《内经》，效法景岳，实践历练，数代传承，解苍生于倒悬，济百姓于困厄，以其独特的疗效和强大的生命力而独树一帜。

2. 第二种观点——汗法说

李子高曰："凡患伤寒而始终热不退者，皆表邪之未解耳，但得正汗一透，则表里皆愈，岂非阴阳相并之病乎。"水火法不论是求汗于阴，生气于精，水中取火，抑或引火归元，纳气归肾，火中取水，其目的都在于求汗。然阴精耗竭，汗源匮乏，则难得正汗。无正汗以透，则表不出而里不和。所以，水火法突出了补阴护阳、滋血充精为基调，辅以透邪达表。待阴充精回，津液来复，方可得正汗一透，则表里皆愈。这里"精血"二字至关重要。景岳谓："欲祛外邪，非从精血不能利而达。欲固中气，非从精血不能蓄而强。水中有真气，火中有真液，不从精血何以使之降升？脾为五脏之根本，肾为五脏之化源，不从精血何以使之灌溉？然则精血即形也，形即精血也。天一生水，水即形之祖也。故凡欲治病者，必以形体为主。欲治形者，必以精血为先。此实医家之大门路也"。水火法中精血耗竭，汗源匮乏，子高先生非常欣赏张景岳的生动比喻："干锅赤裂，润自何来？但加以水，则郁蒸沛然，而气化四达，夫汗自水生亦犹是也。"同时，水火法正是基于少阴津液虚少，邪热留恋，无力作汗而达邪出表的一种治法。其与仲景助阳解表之麻附、四逆三法正好形成对峙局面，互为补充。彼为少阴阳虚，此为少阴阴虚，邪恋卫表则一也。

李氏水火法的创始者李子高明示"水火法，也是汗法，只是在扶正的基础上而求汗，使表解正复，阴阳协调，其病当愈"。所以说水火法是汗法。

3. 第三种观点——表里两解说

李氏小水火法归芍透邪煎条下云"此法理阴透邪，表里双解"。表里双解者，每多见于太少两感之疾。《类经·两感》："门人钱祯曰：两感者，本表里之同病……今见少阴先溃于内，而太阳继之于外者，即纵情肆欲之两感也。"这里少阴先溃于内，而太阳继之于外，此为两感之实质所在。所谓纵情肆欲，实精亏正虚，元真斫丧之互辞也。《内经》曰："邪之所凑，其气必虚。"虚是先决条件，感受外邪是后发因素。小水火法，就突出体现了太少两感的治疗方法。盖人者，劳役伤其形，房劳竭其精，神劳耗其阴。诸伤则营虚卫弱，免疫力低下，御邪无能。临床实践证明，凡患太少两感者，每以病程冗长、见证独特、常法不易治愈为特点。病程冗长可见"伤风不醒便成痨"，见证独特，不仅有形寒恶冷，头疼身痛，或已发热或未发热之在卫在表的外在表现，而且脉象反见微涩细弱或浮大无力之阳微或阴虚的内在反应。

《不居集》云："今人以酒为浆，以妄为常，醉以入房，欲竭其精，耗散其真，其未病之前，已先有一内伤虚损底子，及其既病，名曰外感，其实内伤，既曰内伤，又实外感。偏于散者，则外邪不出，而元气反先受伤；偏于补者，则正气不能遂复，而邪反陷入。攻之不可，补之不可，则难措手矣。"而小水火法每以玄、麦、归、芍、地养阴益血充其精，用蚕、薄、豉轻宣透达祛其邪。扶正以托邪，祛邪不碍正。对伤寒时邪初起，阴气已伤，或伤寒时疫解后余热未尽，复感新邪，发热无汗，入夜尤甚者，有很好的治疗作用，实表里双解之佳剂也。

在对虚人感冒的治法中，清·吴澄曾创立解托、补托两种治法。

解托之法："凡本体素虚，有仲景正伤寒之法，而不能用者，故立解托之法，不专于解而重于托矣。盖大汗、大下，邪反剧增，一解一托，病势顿减。其中意义，总以培护元气为主，元气一旺，则轻轻和解，外邪必渐渐托出，不争而自退矣。至于虚之甚者，当用补托之法。"

补托之法："凡邪实则正虚，正旺则邪退，此阴阳胜复，自然之理也……必兼托兼解，纵有余邪，亦无停身之处矣。若气血大虚之辈，邪将陷入者，不惟发表、和解无功，即兼解兼托亦无益也。"

当然，以上所言表里双解仅指内虚外实之两感者。

对于内外皆实之表里双解法如防风通圣丸、大柴胡汤等证均不属此列。

实践是检验真理的唯一标准，根据水火法的理论和临床疗效，大、小水火法的确兼具以上三法，危重者可挽，精竭者可汗，两感者可表里双解，诚精良治法尔。

与此同时，还有些医者认为，大小水火法更包含了养、托、挽三种含义。即养——养阴滋汗，透——透邪达表，挽——逆流挽舟。补阴化气散突出了养，归芍透邪煎体现了透，补火归魂散寓意了挽。真是区区几方，法法非常。此乃深悟水火法真谛者所感而发者也。

（二）大小水火法中的"水""火"应作何理解

1. 生理上

肾与命门，元阴元阳（亦即肾之真阴真阳）寓于其中，元气之所系，元阳为先天之真火，元阴为先天之真水。肾与命门的关系就是水火相济、阴阳互根的关系。《传忠录》："道产阴阳，原同一气，火为水之主，水即火之源，水火原不相离也。"大小水火法中之水火，泛指肾中真水和命门之火，但不包括六淫之水火。

（1）水、火互根互用：天水古称秦州，秦王朝发祥地之一，相传是人文始祖伏羲的诞生地，先天八卦演生于斯。在伏羲八卦中，对水火就有专门的卦象来表达，离为火，在卦为（☲），离中虚，即两阳爻中间加一阴爻，提示火中有水；坎为水，在卦为（☵），坎中满，即两阴爻中间加一阳爻，提示水中寓火。从坎、离二卦分析，其卦象传递出：水、火这两个相互对立的物质，水中有火，火中有水，水火不可分离这一信息。在后来的《周易》（后天八卦）中亦传递出同样信息。台湾学者孙振声先生在其《白话易经·说卦传·第三章》中曰："天地定位，山泽通气，雷风相薄，水火不相射……坎卦象征水，离卦象征火，两者性质相反，但相互为用，彼此不厌恶。"另外，明代汪绮石在《理虚元鉴》中曾云："盖阴阳者，天地之二气……水火者，阴阳二气之所从生，故乾坤可以兼坎离之功，而坎离不能尽乾坤之量。"进一步说明乾坤、坎离、阴阳、水火这两种不同属性的物质互根互用的辩证关系。另外，肾为水火之宅，元阴元阳之所舍，此乃先天之元气也。火为水之主，水即火之源，二者不可分离也。可见，阴阳、水火二者是人体矛盾的两个方面，它们相互对立，相互依存，又相互转化。另外，命门真阳乃君、相之火的发源地，《难经》云：命门是"五脏六腑之本，十二经脉之根"。命门有生气则乾元不息，揭示了命门乃人体脏腑经脉之原动力。而人体的水火，只不过是阴阳的互辞而已。

（2）乾坤化水火——水升火降是水火的动态规律：乾坤坎离代表天地水火，即在天为乾坤，在地为水火。由于乾坤的衍变而有乾坤化水火之说。吴荣祖教授说："这里谈一个乾坤化坎离的过程，古人认为，乾（☰）为天，坤（☷）为地，乾中一爻落于坤宫化而为坎（☵），坤之一爻交于乾宫化而为离（☲），称之为天地交而后有水火，再化生万物。这里面就透出了天气下降、地气上升、水升火降的自然界的升降问题，由此升降带来了一年四季春、夏、秋、冬的轮回无端的圆运动规律。"郑钦安先生在《医理真传·离卦解》中说："坎中真阳，肇自乾元，一也；离中真阴，肇自坤元，二也。一而二，二而一，彼此互为其根，有夫妇之义。故子时一阳发动，起真水上交于心；午时一阴初生，降心火下交于肾，一升一降，往来不穷，性命于是乎立。"由此可见，水升火降应该是水火在势态上的一个动态规则。

《医论三十篇》云："水火既济而气生焉。水就下，火炎上，此水火之性也。然山上出泉，而济物之功甚大；火炎昆冈，而燎原之势可畏。"水升火降则是水火既济的表现形式，只有水火既济，阴阳二气生生冲和，生命之气固密自立。

（3）命火养于阴水之中，阴水亦由天一之阳而生：明代医家张景岳认为："气为阳、形为阴，阳化气、阴成形。火为阳、水为阴，但'天一生水'，阴水亦由天一之阳而生，故水之所以生物，惟赖其含有阳气；水之所以能化气，亦惟阳气是赖。"同时他还认为："命门为肾的藏精之所，藏精于此，是为阴中之水；气化于此，是为阴中之火。真阴是水，是命门火的基础，命火养于阴水之中，才能尽其水火的功用。"这是张景岳对人体内在阴阳水火生理上的高度概括。

（4）水、火是生命存亡的枢机：先贤认为，三阳之中，太阳主开，阳明主阖，少阳主枢；三阴之中太阴主开，厥阴主阖，少阴主枢。有人对伤寒六经之少阳谓之

阳枢，是阴阳进退的关键，是指三阳经中病邪由表入里
之枢机，阳枢主寒热往来，其决定病邪的进退；把少阴
称为阴枢，而少阴枢机恰巧是手少阴心和足少阴肾，二
经同名，气化相感，心主火、肾司水，系三阴经中枢转
阴阳生死的枢机，阴枢司阴阳胜复，是先天之本，阳复
则生，阳厥则死。病到少阴证情多危，阴盛阳衰则手足
厥逆、戴阳、格阳迭见不鲜；阳盛精竭则心烦不眠、咽
痛、热结旁流每有所发。所以阳气的多寡，阴阳的盛
衰，心肾的寒热，决定了水火的状态，枢机的改变决定
了病邪从里出表还是由表入里，抑或阳复则生，阴盛
则死。

（5）水、火在五行中的动态辩证观：再从五行生克
制化来看，自然界中的有形之水火兹不两立，宛若冰炭；
然而在人体内则水火互济，缺一不可。若水火不济则为
病态。正如明·赵献可之《医贯》曰："人皆曰水克火，
而余独曰水养火……水克火者，后天有形之水火也；水
养火者，先天无形之水火也。"此说颇具辩证法。

再扩大到人体五行中的水火及相关脏腑方面，先贤
谓："土得木以疏通，则土有生气矣……水得土而蓄积，
则水有根基矣……心火必得肾水以生之也，水生火，而
火无自焚之祸……心火非金不能生，无金则心无清肃之
气矣。然而肺金必得心火以生之也，火生金，而金无寒
冷之忧……而肺金非木不能生，无木则金无舒发之气矣。
然而肝木必得肺金以生之也，金生木，而木无痿废之患。
以上五者，亦存至理。知其颠倒之奇，则治病自有神异
之效。"诚五行辩证动态观也。

根据赵荆山《伤寒心法》内容，大小水火法所论及的水火，其实质就是指人体肾与命门所藏之元阴元阳，由此而产生的肾中真水和命门之火。水即天一之坎水，火即坎中之真阳耳。非指六淫之水火。

随着人体阴阳之盛衰，机体藏谧的肾水命火亦可发生量的改变。例如大水火法之补阴化气散，其前提是阴液大耗，阴液大耗的实质是肾精亏虚、癸水耗竭，而肾精亏虚、癸水耗竭的来路是伤寒时疫屡汗不解，或妇女产后热入血室。而肾精亏虚、癸水耗竭的结果则症见大渴不止、身热无汗。大渴不止表示水不济火、津液过耗而饮水自救；身热无汗意寓坎水不足、汗源告竭而曝阳欲蒸无阴。此时阴、精、水的严重不足就是主要矛盾。治疗上不可苦寒直折，而甘寒养阴、补阴配阳方为大计。从阴引阳，水中取火，益坎水、滋汗源，化气于精，精津互生则可冀复生。

所以，不论赵荆山或李子高，其论阴阳必及水火，阴阳乃本，水火为兆，阴阳无形而水火可鉴。这一点应该说是大小水火法研创者的本意。

2. 病理上

《易经》中，由于坎、离卦位的变易，喻示了水与火的不同态势。人体亦属此理，当坎水上潮，离火下济，则水火既济而阴阳交泰。倘若火逆炎上而水独下趋，二者相悖而动，轻则水火未济，甚则阴阳离决。

医易相通。大小水火法，就是遵循《易》之原理，重视人体水火演变的不同态势，或水中取火，或火中取水，或壮水制火，或益火消阴。极尽其能，以水火均平为期。

张景岳倡言，无水无火，皆在命门。指出水火余缺之证，治在命门。水火法中，尤其是大水火法，既顺从水火之性，又重视水火之变。水火之变多为病态。《内经》云："亢则害，承乃制，制则生化。"水火之变，或太过、或不及，太过则为亢为害，乃承而制之；不及则遵循"精不足者补之以味"而充之、益之。总以保持水火生化不息之动态平衡状态为机。当火无水制，则龙火沸腾，肝木必受焚灼之害，法当急补肾中之水，水足而火息。心中之君火，心包之相火，更赖天一癸水之上潮相济，二火无水则心火赫曦燔灼，而包络不燃自焚。是故，水火之患，其征在水火之太过不及，然其治皆在肾与命门也。

大水火法中补阴化气散，水亏而火亢，则以壮水制火、水中取火之法从阴引阳。补火还魂散，阴盛而火衰，且现格拒之象。急以益火消阴，火中取水之法从阳引阴。二者之治皆未离乎肾与命门耳。

3. 法论上

纵观古今诸贤之学术成就，其立方各有法论，不仅体现在治法、遣方、用药各具特点，就其处方的命名亦颇含深义，各有千秋。大小水火法之命名及方药，更不例外地遵循了方以法论、法以证立的原则，盖宗"水中取火""火中取水"之义，并以此而为遣方用药之依据，非此似不可以水火之法名之。另外，"补阴化气散"的方名，更和张景岳"有气因精而虚者，自当补精以化气"之论的影响而分不开。

清·莫文泉《研经言·古方用法论》："仲景理中汤，一名治中汤，盖取《别录》人参'调中'两字，是人参乃其主药也。桃花汤取赤石脂一名桃花石为义，是赤石脂乃其主药也……丹溪治六郁越鞠丸方，以川芎、山栀为主，缘川芎即《左传》鞠芎，山栀，《本草》一名越桃，各摘取一字以名之，以见能治郁者之全在乎此。若不用芎、栀，用余四味，尚能再称越鞠乎？"

大小水火法历经几代人的研创，其之命名，既反映出病变之实质，又折射出阴阳之征兆，更体现了治疗之手段，还喻示了用药之规则。实立论有证，法治严谨者也。

（三）水火法中，"汗"与"水火"的深层次联系

1. 汗是津液的组成部分

津液统属天一之癸水，阴也，由肾中真阳所化，是人体生命活动的物质基础。《灵枢·决气》："腠理发泄，汗出溱溱，是谓津……谷入气满，淖泽注于骨，骨属屈伸，泄泽补益脑髓，皮肤润泽，是谓液。"《灵枢·五癃津液别》："津液各走其道，故三焦出气，以温肌肉，充皮肤，为其津，其流而不行者为液。天暑衣厚，则腠理开，故汗出……天寒则腠理闭，气湿不行，水下留于膀胱，则为溺与气。"津液是汗的物质基础，津液各走其道，汗是津液在体表的主要存在形式之一。

2. 汗也者，合阳气、阴精蒸化而出者也

《素问·阴阳别论》云"阳加于阴谓之汗"。叶天士云："夫汗本乎阴，乃人身之津液所化也。"汗为人身之津液，每因津液受阳气的蒸化而产生。故汗的生成，阴精（津液）与阳气缺一不可，阳气只有在阴津充沛的条件下，发挥气化蒸腾作用，再通过腠理开泄，才可使汗散发于体表。水火法，每用于外感加于少阴虚衰之躯者。外感须汗，内虚当补，然夺血者不可更发其汗，乃血汗同源也；津亏者尤当慎用汗法，盖汗本源于津液所化。小水火法的代表方归芍加元参麦冬僵蚕豆豉汤，就是主治伤寒"身热无汗"，微恶风寒，头痛身疼，反舌红、脉数无力者，此表邪未解而阴气已伤之证。舌红、脉数无力乃阴气已伤之见证，宜养阴滋液以利"癸水"充而汗源不乏，同时以辛散发表之品开腠理，借"汗"液外泄而透邪于表。寥寥数味，理阴透邪，曲尽"汗""水"之深义。

3. 血汗同源，皆本乎阴

《灵枢·决气》云："中焦受气，取汁变化而赤，是谓血。"先贤有谓"血之与汗，异名同类耳"。由斯观之，津液、血、汗皆属阴精之类，然津液禀受三焦之气，无所不至；血则循行脉中而周流全身，如环无端；阳蒸阴化，汗出溱溱只在肌腠。本为同源，此消则彼损，故《灵枢·营卫生会》曰："夺血者无汗，夺汗者无血。"在水火法中，"汗"是仅次于"水火"的又一重要议题，在大水火法中，因阴津极度耗竭，而无以作汗达邪出表，故用补阴化气散求汗于阴，水中取火，其目的还是解决

一个"汗"字，究其原因：伤寒时疫，"屡汗不解"，此属发汗不当。由此进一步发展导致"身热无汗"，阴津严重亏耗，汗源告匮，难以逐邪从汗而解。显然由于误汗屡汗，造成津液重创的结果，而津液的极度不足，又导致汗源不充而致身热无汗。这个由"屡汗不解"到"身热无汗"的过程，反映了津液量的变化，揭示了机体水亏火亢、阴消阳长的病机实质。简言之，"汗"折射出"水"的盈亏，"汗"提示了"水"的分布，"汗"表达了"水"的态势。大水火法就是以"汗"的动态变化而捕捉到"水"的盈亏态势，进一步提出用补阴化气散求汗于阴，水中取火，从阴引阳的手段，从而达到填阴精、补津液的效果，一俟阴精来复，汗源充沛，则少佐柴胡而一汗解之。

4. 汗液的作用

汗液大概有以下两方面功能：

其一，外邪出表之载体。人体感受风寒之表邪，非汗出而不能驱邪外出。通过汗液的外泄，使在表之邪（如风、寒、水气、热）趁腠理开泄而随汗外达，即"其在皮者汗而发之"之义。

其二，调节体温。寒邪束表，证见恶寒发热，这时通过解表发汗，则能促进汗腺分泌，扩张皮肤血管，加速体表血液循环，增强散热过程，从而产生解热作用，使升高的体温下降至正常，即"体若燔炭，汗出而散"之义。

水火法皆以伤寒开宗明义，显然，表邪临身为第一概念，除此而外就是阴精不足的问题了。表邪宜"汗"，此为千古不易之法；精亏宜补，应滋养肾中之坎"水"。考天一癸水之亏虚，不外先天元精不足，或后天斫丧太过，抑或火邪灼阴。先天元精不足或后天斫丧太过所为者，直补阴精即可；唯火邪灼阴而致癸水亏虚者，应泻南补北、壮水制火为宜。在水火法中，精盛水充方可议汗，解表发汗不忘癸水。这就是阴虚感冒中"汗"与"水"（阴精）的辩证关系。

5. 水火法中汗的状态

在大水火法之补阴化气散方后云：本方连进三五剂后，通身汗透即瘥。纵观补阴化气散方证，汗的状态是由身热无汗，到通身汗透即瘥，再到脉小汗止。而在小水火法之归芍加元参、麦冬、僵蚕、豆豉汤方证，汗的状态是由身热无汗，到得微汗其症如失。不难想象，前者的身热无汗是由屡汗而造成的，而后者的身热无汗是由外邪束表、腠理闭塞而导致的。《景岳全书》谓："有汗者要无汗，扶正为主；无汗者要有汗，散邪为主，此大法也。"大小水火法即遵此大法而行之。另外到底汗出多少为度呢？大水火法之补阴化气散方后云：通身汗透即瘥。而在小水火法之归芍加元参、麦冬、僵蚕、豆豉汤方证后云：得微汗其症如失。通身汗透是什么概念？有许多医家认为"下体有汗，才算汗已出透"。所以景岳就有"若邪在阴分，则下体最难得汗，补药力到，自然汗出至足，方是佳兆"之论。大水火法之补阴化气散中当归、生熟地、麦冬、元参、炙甘草补阴生精，化气作汗，方使补药力到，自然通身汗透，此乃正汗也。而小水火法之归芍加元参、麦冬、僵蚕、豆豉汤，滋阴透表，得微汗而邪解，此亦正汗也。汗为心液，血汗同源，津液所化，其宜见但不宜多见。仲景的"微似有汗""不可令如水流漓"之戒律沿袭近二十个世纪仍具指导意义。

总之，阳气乃身之红日，津液乃身之琼浆，皆人身大宝也。津液和阳气量的多寡和分布状态均可涉及人的健康状况。水火法中，就突出反映了机体感受外邪，医者屡汗误汗，耗劫阴精，导致汗源匮乏，无以作汗达邪这样一个病机链。然而津液和阳气量的多寡和分布状态乃是这个病机链的核心。同时，屡汗伤津、水不制火、相火独亢；火盛灼津，水亏液枯、汗源告竭则又是一个恶性循环。不难看出，水、火、汗这三者的变化形式既反映了津液的存亡，又反映了病变的实质，同时深刻揭示了阴阳消长的态势。

临床上，伤寒久汗不愈，温病热甚伤津，女子产后及热入血室，致阴精大耗，癸水被劫，轻则证见发热、汗出、口渴、谵语，重则化源垂竭，斑疹、神昏、痉厥险境立至。证机多为虚实互见，实为邪盛闭证多见，虚为精夺脱证每发。在温病五死法中，就有"在下焦则无非热邪深入，消铄津液，涸尽而死也"之论。可见火热灼津，癸水劫涸，危及根本，阴阳离决只待时日。所以保津惜汗则癸水源泉不竭，滋肾养阴则命火蛰藏无亢，水升火降则坎离既济协调。大小水火法就是客观地认识火、汗、水三者的内在联系，辩证地对待火、汗、水三者的变动消息，正确地提出燮理火、汗、水三者的治疗方论，从而取得了满意的治疗效果。

（四）关于大小水火法的立方用药

1. 切合病机，方备法效

柯韵伯说："夫病寒病热，当审其人阴阳之盛衰，不得拘天气之寒热，天气之寒热伤人，必因其人阴阳之多少，元气之虚实为轻重，不全凭时令之阴阳为转移也，所以仲景制方，全以平脉辨症为急务，不拘于受病之因，不拘于发病之时为施治。"

大小水火法在发病时空概念上不拘季节天时，而只依伤寒、温病、妇女产后等作为发病参数，但更看重脉证、体质和阴阳水火的演进。因为伤寒、温病，只是提示了感邪的寒热属性，并不完整反映寒热在机体内部因病情变化而引起阴阳水火的失衡现状。况且伤寒、温病四季皆可发生。而妇女产后则是一个特定的时空概念，只有在女子分娩之后，因感受外邪之所出现的阴阳水火的偏颇变化，其实质只不过揭示了阴血亏虚这一体质问题。

症状反映出病机的变化，体质决定了病机的演进。大小水火法时刻不忘体质因素，以凭脉辨证作为切入点，每于阴阳水火之中探索病机的演绎状态。大水火法用贞元饮为基本方谨守内虚，随阴阳水火之余缺或养阴滋液、水中取火，或引火归元、从阳引阴。小水火法亦宗表邪未解而阴气已伤之机，法养阴解表，臻理阴透邪，以归芍加元参、麦冬、僵蚕、豆豉汤扶正透邪，一而了之。

我们再仔细分析，大小水火法诸方中总不离乎甘草，这就突出体现了制方者始终持守补脾益土的建中观点，正如今人李心机教授所云："实人外感发其汗，虚人外感建其中。"二者理念可谓不谋而合。

另外，大小水火法，谨遵病机，机圆法活，法效景岳，方惟法立。对于景岳"阳虚而汗者须实其气，阴虚而汗者须益其精""至若阳根于阴，汗化于液，从补血而散，而云腾致雨之妙……故予制此方乃邪从营解""肾气怯者，安之、壮之""若阴虚水亏而为骨蒸夜热者……惟壮水滋阴可以治之"这些治疗原则，深悟真谛，极尽发挥。对大小水火法的立法遣方给予极大启迪。

大小水火法，中含水火，善回阳而配阴；法备圣理，尤蠲邪而辅正。其切合病机，方备法效，法法依经，方方良备矣！

2. 法活方简，药贵以精

大小水火法，立法严谨灵活，组方简明贴切，用药精当功专。其以从阳引阴、火中取水，或从阴引阳、水中取火为宗旨。若需求汗于阴，生气于精，则以补阴化气散为主。若要引火归元，纳气归肾，则以补火归魂散为主。此二方均以景岳贞元饮为基本方，方中当归、熟地、炙甘草三药，从性味来看，均为甘温；审其功用，则精血并补，脾肾兼益。尤其熟地乃景岳四维药中之良相，用量独重，全方突出了阴非有余，阳常不足的观点；治疗上体现了阴阳并补、甘温同施的理念。大水火法则在此基础之上进行着阴阳水火平衡胜复的演绎变化：

当临床见证出现伤寒时疫，屡汗不解，阴精大耗，或妇女产后，热入血室，证见身热无汗，午后尤甚，神昏谵语，循衣摸床，大渴不止，舌黑齿燥，六脉洪大滑数，按之而空者，此时宜用托里透邪。于基本方（贞元饮）中加入生地五钱、麦冬五钱、元参五钱，以求汗于阴，生气于精，达到从阴引阳、水中取火的目的。

当临床见证出现伤寒时疫，医用清凉太过，邪热未解，元阳大伤，证见身热如焚，膝胫反寒，喘息痰鸣，口中不渴，脉微细弱者。此时急宜引火归元，纳气归肾，于基本方中加入茯苓钱半、油桂一钱，以臻从阳引阴，火中取水。

在药物的加味方面，前者渴甚加天花粉，大便燥结加知母。后者下身寒甚者，加熟附片一至三钱。

以上不难看出大水火法的立法、处方以至用药，无不表现出法活方简、药贵以精的个性和特点：

理法：冠以大水火法，实为托里透邪法。

措施：通过求汗于阴、生气于精的方法，达到从阴引阳、水中取火的目的。

方药：

> **补阴化气散，当归**三钱、**熟地**一两、**生地**五钱、**麦冬**五钱、**元参**五钱、**炙甘草**钱半。

药仅六味，可谓精要不繁。以贞元饮（当归三钱、熟地一两、炙甘草钱半）加生地五钱、麦冬五钱、元参五钱而成。考生地、麦冬、元参，正吴瑭《温病条辨》之增液汤，其治温病津伤、阴虚便闭、脉沉而弱者。鞠通独取元参为君，委之重量，以其味苦微寒，壮水制火，能通二便，启肾水上潮于天。麦冬主治胃络脉绝，羸瘦短气，能补能润能通。生地逐血痹，补而不腻，兼能走络也。而元参配麦冬，"离以坎为体，元参味苦属水，补离中之虚……盖麦冬禀少阴癸水之气，一本横生，根颗连络……用麦冬以通续络脉。命名与天冬并称门冬者，冬主闭藏，门主开转，谓其有开合之功能也。"（语出《温病条辨》）大水火法的创始者，采用贞元饮加生地五钱、麦冬五钱、元参五钱，可谓在养阴滋液方面与吴氏此说不谋而合。三药正是基于此种功能，使补阴化气散成为精血脾肾双补、甘寒甘温并用的求汗于阴、生气于精的补阴配阳、水中取火之名剂。

再看补火归魂散：

理法：大水火法之一，属引火归元法。

措施：通过引火归元、纳气归肾的方法，达到从阳引阴、火中取水的目的。

方药：

当归一钱、熟地五钱、茯苓钱半、油桂一钱、炙甘草七分。

药仅五味，水煎冷服。以贞元饮（当归一钱、熟地五钱、炙甘草七分）加茯苓钱半、油桂一钱。贞元饮主以"气短似喘，呼吸促急，提不能升，咽不能降，气道噎塞，势剧垂危者"。每囿元海无根，亏损肝肾，子午不交，气脱使然。而补火归魂散则用之以主伤寒过用寒凉，冰伏其邪，大伤元阳，真寒假热，阴阳格拒者，再加茯苓、油桂以纳气归肾、引火归元。根据临床身热如焚，膝胫反寒，喘息痰鸣，口中不渴，脉微细弱等见证，阴盛格阳，痰饮内伏之病机尤著。考苓、桂乃仲景治饮重要药组，而仲景桂苓剂一般多用于温通心阳，化气行水，平冲降逆，健脾蠲饮。显然，补火归魂散用之以配贞元饮，更好地发挥温肾蠲饮、益元摄纳的作用。纵观全方，确实是体现了法活方简、药贵以精的特点。

八、

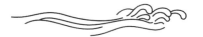

大小水火法的现状

毛泽东同志曾经讲过："中国医药学是一个伟大的宝库，应当努力发掘，加以提高。"

大小水火法乃天水中医药宝库中的一朵艳丽奇葩，它在近百年的医学历程中有过辉煌的功绩，以骄人的疗效而独树一帜。它是一个具有完整理论体系的中医药学说，因为它有学说创始人，有严谨的理论著作及代表方药，具备完整的传承体系，有大量而丰富的成功案例。大小水火法承载了当时天水地域中医药的史实和现状，反映了当地中医名家的勤奋和自强不息的创新精神，解决了当时中医临证中遇到的瓶颈问题。它影响了数代医家的临床理念，推动了祖国医药学在天水地区的发展。

应该说，这样一个具有历史贡献的学术理论现在应当有圆满的归宿和发展，但是由于各种主客观因素，它受到了现实的冷落，究其原因，主要有二：

（1）现代西医急救医学的快速发展：西方医学传入中国百余年来，以其先进、科学的诊疗手段尽显优势，特别在对于危重症的抢救上明显优于中医治疗措施。

（2）认识理念的缺位：缺乏挖掘整理中医药学传统理论的自觉性和紧迫感。缺乏对中医急症的研究和探讨，对于临床急诊病例多有赖于现代西医急救医学。缺乏对本地域具有影响力的医学流派和学说理论的深层次了解。

医案是客观反映一种医学理论或学术流派的最佳载体，尽管历代诸贤给后世留传了部分医案和治验，但专门潜心研究者尚少。更有甚者，在部分年轻中医药工作者中，对大小水火法只知其名而不知实际内容者屡见不鲜。

社会在发展，科技在进步，祖国中医药学也在与时俱进。先哲云："古人随证立方，非立方以待病……其所以设立方名者，规矩准绳，昭示来学。"我们的先辈创立了大小水火法理论，给后人树立了榜样，昭示了规矩，解决了临证难题，但今之医者应以此为准绳，发挥其旨，更加创新，不断用新思维解决新环境下出现的医学难题。临床疗效是硬道理，努力发掘和整理前人学术成果，弘扬和继承有影响的学说或医学流派，丰富祖国中医药学宝库，彰显中医优势，不断提高中医药诊疗水准，势将对中医药学的发展与提高起到积极的促进作用。

一部《黄帝内经》奠定了大小水火法的理论基础，一册《景岳全书》成就了大小水火法的临床理念，几代天水名医研创了大小水火法的理法方药。愿大小水火法这一珍贵的学术瑰宝永放异彩。

附篇

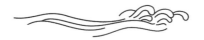

大小水火法相关
资料选录

一、赵荆山相关文献

（一）伤寒心法

《内经》谓今夫热病者，皆伤寒之类也。仲景以六经治伤寒，叶桂以卫气营血辨温病，皆后世之准绳，医者不可不熟读精研。然则用其法间或有不应者，当如之何？盖理中、四逆、白虎、犀角之类，寒者热之、热者寒之，乃正治之法，人多知晓。至如王太仆壮水制火、益火消阴，所谓从治之法者，人又多以为是治杂证之法。岂知伤寒门中，凡亡血、失精，或妇人产后，误治坏病，邪热久羁，阴精大耗，无以化气酿汗达邪，或阴损及阳，身热足冷，凡此等病证，皆不可正治，当从阳引阴，从阴引阳，各从其属以衰之，即从治之法也。昔余自制二方，曰补阴化气散、补火归魂散，凡遇此等症候，投之无不应验，数十年来，救活甚众，或称心法可也。

补阴化气散　主治伤寒时疫，屡汗不解，阴精大耗，或妇女产后，热入血室，证见身热无汗，午后尤甚，神昏谵语，循衣摸床，大渴不止，舌黑齿燥，六脉洪大滑数，按之而空者，用此托里透邪。

当归三钱　熟地一两　生地五钱　麦冬五钱　元参五钱炙草钱半

水煎服。连进三五剂，得通身汗透即瘥。

此法求汗于阴，生气于精，从阴引阳，水中取火法也。渴甚加花粉，大便燥结加知母。

服本方四五剂，脉小汗止，黑苔尽退，口舌大润而愈。如证情如上而转轻者，加柴胡少许以透邪，重者不可加之。若其病脉反小弱，不燥不渴，神识昏愦，似阳非阳，似阴非阴，此乃阴中阳虚，宜本方加上好枸杞一钱，或紫油桂一钱，以补阴中之阳。

余治学街蒲姓之人，年五十余，身得伤寒月余，诸药罔效，诊其脉洪大而空，舌黑齿燥，时时谵语，便闭七八日，喘息气促，不得仰卧，乃投补阴化气散加知母三钱、皂刺五分，连服两剂。再诊黑苔已退，脉象转小，便畅喘平。又以补阴化气散加僵蚕一钱，服数剂而愈。

补火归魂散主治伤寒时疫，医用清凉太过，邪热未解，元阳大伤，证见身热如焚，膝胫反寒，喘息痰鸣，口中不渴，脉微细弱者。

当归一钱　熟地五钱　茯苓钱半　油桂一钱　炙甘草七分

水煎冷服。此法引火归元，纳气归肾，从阳引阴，乃火中取水法也，下身寒甚者，加熟附片一至三钱。

余治东关赵姓，乳名大牛子，年三岁，得时疫发疹之病，医屡用清下，渐至危殆。视其证腰以上如火，腰以下如冰，神识昏愦，不燥不渴，喘息，脉沉而弱，遂以此方投之，一剂热微减，神稍清，再诊加熟附片一钱，两剂后汗出遍体，热退足温而愈。

归芍汤

　　当归_{钱半}　紫苏_{钱半}　白芍_{一钱}　陈皮_{一钱}　甘草_{五分}
水煎服。

　　本方原治伤寒初起，发热恶寒，头疼脉浮或缓，不宜用桂枝汤者。方后云：项强者加羌活。今借用此方加元参、麦冬、僵蚕、豆豉等，以治伤寒时邪，表邪未解，阴气已伤，证见身热无汗，微恶风寒，或不恶寒，头痛身疼，眩晕口干，倦怠少食，舌红苔薄，脉数无力者，或伤寒时疫解后余热未尽，复感薄寒，发热无汗，至晚尤甚者，用此理阴透邪。

　　近年邑医多有采用余法者，以补阴化气散为大水火法，本方为小水火法，合称大小水火法。

（二）赵荆山伤寒杂治方

温表清里汤

　　紫苏_{钱半}　前胡_{钱半}　杏仁_{钱半}　知母_{钱半}　甘草_{钱半}
水煎服。素体积热，偶感风寒，法当温散表寒，兼清里热，用本方治之。

疏表清里汤

　　柴胡_{钱半}　羌活_{钱半}　薄荷_{一钱}　黄芩_{钱半}　僵蚕_{一钱}
蝉蜕_{一钱}　槟榔_{一钱}　焦栀_{一钱}　元参_{钱半}　寸冬_{钱半}　甘草_{五分}

　　水煎服。伤寒脉洪大滑数，发热恶寒，头疼，身疼，此乃三阳郁结之证，法当疏散表邪，清透里热，此方主之。

伤寒邪入募原方

　　厚朴_{钱半}　槟榔_{钱半}　黄芩_{钱半}　紫苏_{钱半}　薄荷_{一钱}
石膏_{三钱}　草果_{三分}　姜黄_{一钱}　僵蚕_{一钱}　水煎服

伤寒头痛不止方

熟地三钱　川乌七分　川芎一钱　白芷一钱　石膏三钱
水煎服

伤寒身肿咳嗽不得卧方

党参　茯苓　白术　陈皮　法夏　贝母　生草　水
煎服

伤寒目赤方

生地钱半　元参三钱　寸冬钱半　丹皮钱半　贝母钱半
瓜蒌钱半　胆草钱半　甘草五分　水煎服

伤寒目黄发热方

元参三钱　寸冬钱半　秦艽钱半　骨皮钱半　茵陈钱半
牛膝一钱　焦柏七分　焦楂钱半　陈皮一钱　白芍钱半　灯
心引　水煎服

伤寒鼻衄方

生地三钱　寸冬三钱　元参三钱　皂刺七分　花粉三钱
知母钱半　僵蚕七分　甘草五分　水煎服

伤寒喘促便闭发热方

当归一钱　熟地五钱　生地三钱　寸冬三钱　元参三钱
皂刺七分　花粉三钱　知母钱半　僵蚕七分　甘草五分　水
煎服

伤寒疹出不畅方（透疹汤）

元参五钱　寸冬五钱　当归一钱　僵蚕七分　犀角一钱
水煎服，如疹毒内陷者亦佳。

伤寒发热饮水不止方

生地三钱　寸冬三钱　元参三钱　知母钱半　橘红钱半
花粉三钱　贝母钱半　甘草五分　水煎服

伤寒热毒未尽喉痛方

郁金_{钱半}   马勃_{一钱}   二花_{三钱}   凉黄_{七分}   焦栀_{一钱}
月石_{七分}   连翘_{二钱}   牛子_{一钱}   豆根_{钱半}   僵蚕_{七分}   蝉
蜕_{一钱}   桑叶_{二钱}   水煎服

伤寒热毒未尽便红方

连翘_{钱半}   二花_{三钱}   元参_{三钱}   僵蚕_{一钱}   槐花_{钱半}
土苓_{三钱}   焦栀_{一钱}   焦柏_{七分}   甘草_{一钱}   水煎服

伤寒邪热未尽心跳气短腰疼方

熟地炭_{三钱}   当归_{一钱}   丹参_{钱半}   泽兰_{钱半}   僵蚕_{一钱}
蝉蜕_{一钱}   寸冬_{三钱}   羌活_{一钱}   甘草_{五分}   水煎服

霍乱方

藿香_{钱半}   槟榔_{一钱}   厚朴_{钱半}   羌活_{一钱}   半夏_{钱半}
苏叶_{一钱}   木瓜_{钱半}   砂仁_{七分}   苍术_{钱半}   水煎服

（选自《天水市老中医经验选》）

（三）中风一得

中风之病，昔人有真中、类中之分，以风邪自外而入，如矢石之卒然中人者为真中风，由痰火食气内干脏腑而发者为类中风。其实真、类之辨，临证绝难划分，余数十年来，于此病则先别其中经、中腑、中脏，后审其阴阳而施治。

中经者，外无六淫之形症，内无便溺之阻隔，其证但为半身不遂，语言謇涩，口眼㖞斜，痰涎不利，此乃邪着于血脉之中也。若但见口眼㖞斜，或面唇麻木如虫行，而别无他症者，则为中络。若见昏仆之后卒难复苏，气喘涎涌，然唤之目尚能视，口且能言，四肢或缓纵不收，或拘急痛楚，麻木不仁者，皆中腑也。中脏者，昏迷不醒，邪气多滞九窍，有唇缓、失音、耳聋、目瞀、鼻鼾、大小便闭或失禁等症。如前数症见半，即死期至矣。然当其卒然昏仆之际，更有闭脱之别，亟须详辨。如见口噤目张，痰如拽锯，两手握固者为闭证；眼闭口开，手撒遗尿，汗出如油、如珠者为脱证。

至其治法，余尝考昔贤著述，多以经、腑闭证属阳，脏证脱证为阴，其类列方药各俱精详，可师可法，兹不再赘。唯有阴阳之辨，则不尽然。何者？盖经、腑、闭证，非独阳也，脏证亦非独阴也，唯脱证属阴无疑。辨别之法，则不论其经、腑、脏证，大凡热多舌红苔燥，脉来浮大动滑数者阳也，无热舌淡苔润，脉来沉涩弱弦迟者阴也。故余治此病，凡经证、腑证，属阳者以大秦艽汤主之。闭证则至宝、紫雪之属亦可用之。脏证属阳者，多系阴虚阳亢，化风挟痰上蒙清窍，内闭心神而然，故多宜滋阴降火，豁痰开窍，醒神息风为治。如细审脉证，确系无热属阴者，余则不论经络、脏腑闭证，皆以三生饮加减主之，收效颇捷。

三生饮方

《和剂局方》。治中风昏愦，不省人事，痰涎壅盛，语言謇涩，或口眼㖞斜，半身不遂等。

生南星一两，生川乌去皮五钱，生附子去皮五钱，木香一分，共为粗末，每服半两，以水二大盏，姜十五片煎至八分去滓温服，不拘时候。

余常以生半夏易生川乌，而后分其中经、中腑、中脏，进退出入。经证当养血驱风，宜加当归五钱，熟地五钱，川芎三钱，秦艽三钱；腑证当祛风降痰，宜去川乌、附子，酌加茯神、菖蒲、全蝎、防风、独活之属；脏证则直用原方，酌情加熟地、当归、人参、鲜姜汁等味，再用通关散吹鼻，有嚏者可治，无嚏者难治。

余治西坡里崔姓老翁，年六十余，中风证见口眼㖞斜，呕吐涎沫，抽搐项强，牙关紧闭，八九日，余用三生饮治之，用酒半盏煎药灌之，药下咽口开，再服立大愈，连服三剂，其病如失。余曰再服补药可愈，不听余言，愈后月余其病复发，治之不及而故。

又治张姓，年六十余，卒倒在地，半身不遂，余用三生饮加秦艽、当归服之，其病如失，至七十有余而终。

关公巷邓海水，身得中风，两目上视，口吐涎沫，周身抽搐已七八日，医治无效，海水母请余治之，余用三生饮加当归、秦艽、潞参与之，至八九剂，周身皆好，惟臂未愈，遂将药停止月余，其病未愈，又请余治，余曰：不用停药，生病全愈，现迟月余，已无及矣，后果一臂不举。

丙寅春，杨德成母亲患中风闭证，卒倒不省人事，牙关紧闭，胸高气壅，四肢清冷强硬，语言不出，余用三生饮加洋参五钱缓缓灌之，药下咽口开，连服四五剂大愈。

中风脱证，昔贤薛立斋主用三生饮，另用人参一两煮浓汁调和灌之，云可救十中之一二。然依余之见，三生饮毒药相反，攻邪之力甚猛，脱证万不敢用，余用景岳六味回阳饮救之，亦有得生者。

六味回阳饮

九地五钱，人参五钱，附片三钱，炮姜三钱，炙草一钱，开水煎冷服。再加肉桂一二钱更妙。

以上所论中风用三生饮之法，乃余一隅之得，无甚见地，笔之聊为同道权衡可也。

（四）幼科秘传——疳疾论

余初学医拜子兴老夫子为师，夫子理明术精，诸症指授于余，内有小儿疳疾之病，多不能治。余治心日久，读张景岳眼科，其论虽有七十二种，总归于二，不是外感风热，便是内损阴虚，而幼科曰疳者干也，即干枯也。余始悟此证，幼科虽有五疳，总归于二，不是阴虚便是食伤。然此病多得于小儿断乳之后，何也？以小儿纯阳之体，人乳纯阴，以阴补纯阳，当然乳少则阴不足，以不足之阴何能养纯阳之体，此病不是阴虚而何！昔贤谓虚阴者火必随之，阳伤者寒必随之。疳火灼脾，令儿能食如饥，久则泻痢，身瘦腹大，掏爪甲；疳火灼肺，令儿咳嗽，挽鼻孔，爱哭；疳火灼肝，令儿性急、善怒、羞明，目生云翳；疳火灼肾，令儿骨瘦发焦；疳火灼心，令儿烦躁面赤；幼科曰：十五以上为痨，十五以下为疳疾，世俗所谓小儿痨病是也。痨字从火，火旺必阴虚，不补其阴，何以治病为本？余定一方，名曰天一疳疾饮：专治小儿乳少能食，或痢或泻，烦躁爱哭，挽鼻孔，掏爪甲，面赤口疮，肚大身瘦，目急羞明等证。

天一疳疾饮：

全当归钱半，大生地钱半，白芍钱半，胡连钱半，黄连五分，东楂钱半，甘草七分。

水煎服。一日服头煎，二日服二煎，无乳者另加母乳（生兑）为引，有乳者不用引，鸡肝为末调服。

此方用地黄、白芍、当归补阴平肝，甘草健脾，二连泻火养阴，山楂消食消肉，鸡肝补肝（口疮口臭者不用鸡肝）。目生云翳者，加石明、白蒺藜、谷精草、菊花，有虫者加君子肉、玉片。

　　此方妙在节食缓服，日久有枯木逢春之妙，起死回生之功。急服则伤胃损脾。治此病当深思之，不可求眼前之效，轻则两月，重者百日而大愈。愈后但以饮食调养可也。此病得之伤食者十有八九，经谓饮食不节则阴受之，即入五脏，下为肠澼，又谓之滞下。疳疾之病多是食痨，或泻或痢，或五色痢里急后重，面赤唇红脉数，此乃阴中阴虚，大凶之兆也，万不可用参术。若用参术医治，病反加重者十有八九，更须忌酒、肉、醋，如不能节食忌口，则无效验，此方专为能食而泻，烦躁口渴者立也。如不能食，或泻或痢，面黄身瘦，肢软，无烦热等证者，万不可用，此乃阴中阳虚，火不生土，可用参术，再参照古人方法治之可也。

　　余一日自重新街经过，即有剡姓小贩近前曰：吾儿身得痨病年余，医治无效，命在旦夕，请先生救治。即至伊家视之，见其身面浮肿，或泻或痢，不思饮食，微有烦躁，此乃火不生土之症，用天一疳疾饮去胡连加白术、茯苓，引用鸡肝调服，治之半月，未能见效，剡姓曰此病无治乎？余曰当再服之。又半月肿消泻止，连服两月即愈。至次年剡姓送栗子一包，钱一串，余将栗子收下，钱仍退回。

　　凡疳疾病，忽然发热恶寒，不思饮食，舌色通红，此乃外感风热也，天一疳疾饮加柴胡、薄荷、僵蚕、蝉衣治之，热退者有治，热不退者难治。此乃真阴虚极邪陷阴分之症也。余治左姓之子，患疳疾病，又感风热，邪陷阴分，余用天一疳疾饮加表药治之而不应，心思此症乃真阴虚极之候，经曰寒之不寒是无水也，总非补阴不可，天一疳疾饮去甘草、黄连加寸冬、元参、丹参，一剂分两日服完，服三四剂，热退七八分，总是烧不能止，余思此乃余邪未尽，用透邪之药必然耗阴增热，专补真阴邪不能尽，烧不能止，乃白日用天一疳疾散加麦冬、元参、丹参去甘草服之，夜间用牛黄丸少许服之，七八日烧止，又用天一散加鸡肝治之，半年而愈。盖补阴之治，全在乎缓，急则无效，而且有损，当深思之。再者凡阴分下焦之病，不可用甘草，甘草乃气分药也，故四物汤不用甘草，六味汤不用甘草。士材药性曰：凡下焦药中，不可用甘草，近世之医每病用甘草，何不思之甚也。

凡小儿乳少能食，烦躁爱哭，挽鼻孔掏爪甲，或泻或不泻，此乃疳疾初起之象，用天一饮去胡连，一剂分两日（不可一日服完）缓缓服之。然必以节制饮食为要。此药能代乳，有止疳御疾之功。无乳者另觅人乳为引，每日服之可也。

余治周酉山之孙，烦躁发热爱哭，用天一饮连服数剂，药到病除。

邓俊生孙，得疳疾之病，身瘦腹大，或泻或痢，两目云翳满睛，余以疳疾饮治之，更嘱其节饮食为要，俊生溺爱其孙，忌口不谨，病大愈后两目云翳未曾退开，至今目盲，深可惜也。

凡此病治好，药止后必要节饮食忌口一半年。并以天一散久服为妙，万不可停药太早，早则终不稳妥。若不如此必然复发。

天一饮于方中加白术、茯苓、寸冬、元参，共为细末炼蜜丸如梧子大，每服六七十丸，开水下，治大人虚劳骨蒸发热等症，久服有回生之功。然大人有思欲之累，有愈而复发者，小儿无思虑之忧，功夫用到未有不愈者。

天一疳疾散：服天一疳疾饮，病愈大半，可服天一散。

当归三钱，大生地一两，白芍三钱，胡连二钱，黄连二钱，东楂肉三钱，鸡肝一付，牛黄三分另研，家贫者不用亦可。甘草三钱，君子肉三钱，共为细末，每日服药一次，引用生地一钱，东楂一三钱，煎汤送下，小儿者作汤服，不用牛黄亦能治之，目有云翳者加菊花、白蒺藜、谷精草去君子肉。

天一二方专为无癖积者立也。如肋下有硬片，为癖积也，当以天一消癖丸。

煅牡蛎五钱，京三棱二钱，莪术二钱，元参五钱，鳖甲三钱，胡连钱半，青皮钱半，山楂三钱，君子肉三钱，知母二钱，阿魏二钱，柴胡钱半，黄连钱半，贝母三钱，真芦荟三钱，共为细末，蜜丸如梧子大，一半岁小儿服三五丸，二三岁小儿服五七丸，山楂汤送下，服后腹内响，微痛微泻者可治，如痛泻甚者减药一半，照患儿强弱服之可也。

此方专治小儿肋下硬块，面黄身瘦，口臭牙疳，肚腹胀大等症。然此病多由惊跌而成，如惊跌之后即服此药三五丸，薄荷、山楂煎汤送下，能去积消癖，真有神功。为父母者当知此法，早治之至易，迟治之最难。如惊跌之后，面黄疲倦，身瘦腹大，肋胀，不思饮食，此其候也，急服此丸可愈。如惊跌之后小儿体弱者，服天一牡蛎散更妥。

天一牡蛎散：

软柴胡五分，煅牡蛎钱半，浙贝钱半，元参钱半，西川芎一钱，水煎服，一二剂后大便燥者加知母一钱，必泻，服后腹内必响，频转矢气，此其验也。此方治大人阴虚肝郁，肋下痛胀，发热恶寒，项上瘰疬初起者，亦能消散，必要服二三十剂可愈。或做丸常服更效。

牡蛎散乃余得之异人所传，治妇女阴虚肝郁，养阴和肝，功在逍遥之上，真有神功，余用累累见效。此二方贵在早治，如年久病深，多不能救，与其束手待毙，莫若用针刺之。刺法：左手捻癖，右手用三寸针灯火上烧热刺入，刺后用消癖丸服之，必能见效，此古人之法也。余探闻有人照此法治之大愈者，然余不敢用针，如有善用针者，照法刺之可也。

凡疳疾病服散药不便者，亦可用散药作汤服之，两日一剂，必要小布口袋一个将药汁滤过再服，盖滤过后无渣，小儿服之取其适口也。

舒渭渔之子患疳疾，身瘦如柴，肚腹胀大泻痢五色，左目旋螺，右目云翳，众医治之一年有余，而无效，皆谓脾土已败，病难为力。渭渔朝夕悲泣，一日造舍请余治之，余即往诊，及检阅所服方药乃曰：此病用参术误治而然非不治之症也。乃用天一饮，然方中有二连，谓渔不敢服，众医咸曰：脾土败绝，岂敢用二连乎？余曰：如真脾土败绝，必不能食，此证能食而泻，如何脾土败绝？众皆无言。余曰："不用二连余不能治，有此病当用此药，舍此方再无他方。"渭渔因服药五六日稍有功效，便曰：此病莫非能好！余笑曰：此病用参术误治，非病之不治也。渭渔复言：先生如能将我儿泻痢治好保全性命，两目纵然失明亦无妨也。余曰：泻痢若好，眼随之而愈，然此病左目旋螺必不能除，右目可保。其后渐渐痢止，身体强壮，右目云翳退净，左目旋螺退薄，看见瞳孔。不料为同伴小儿误戳一指，疼痛一夜，复螺如故。其儿至今已二十余岁矣！余用天一二方进退加减，活下小儿不下数百。如服天一二方，三两天急添他症，轻者照症加减治之，重者不治。

回教义兴源之孩，名曰长生，二三岁病疳疾在先，其后又患时疫发疹之证，时有名医刘超千先生治之，疫退七八，超千曰：用凉黄（注1）四五分服之可愈，其父不听超千之言，自服卫生丸（注2）而病危，又请超千治之，超千辞谢。友人赵书甫荐余治之，余见小儿身瘦如柴，身热如焚，然诊脉稍觉有神，或可救治，即用天一饮。云：二连加柴胡黄芩晨服，至晚于原方加石膏，竟得汗而解。次日再诊则脉静身凉，疫邪尽退。嘱服天一饮月余，形体乃复。此儿今已十余岁矣，身体健壮。

注1：凉黄，即大黄。

注2：卫生丸，北京同仁堂所制的参茸卫生丸，功专温补。

（五）验方集要

归芍透邪煎：

当归五分、生地钱半、白芍钱半、黄连五分、东山楂钱半、柴胡一钱、薄荷七分、僵蚕七分、蝉蜕一钱、甘草七分。

此方治伤寒发热恶寒，舌色通红，不思饮食，身困咽干，喉痛，或发汗后热不退，此营血已伤，邪不能出，将欲内陷之证。

元麦汤：

元参三钱、麦冬三钱、连翘钱半、银花二钱、瓜蒌二钱、浙贝钱半、甘草钱半。

此方治肺痈胸胁喘胀疼痛，咳嗽，痰中带脓血，或大便带血。

黄连郁金汤：

黄连一钱、郁金钱半、凉黄一钱、木香五分、焦栀一钱、木通五分、灵脂钱半、枳实钱半。

此方治湿热结于心下，烦躁，胃脘胀痛，牵引两胁不可忍，或大便带血，或吐蛔，尿赤涩。

养阴和气汤：

当归钱半、生地钱半、元参三钱、寸冬钱半、白芍钱半、山药钱半、茯神钱半、牡蛎钱半、甘草一钱。

此方治妇女素体阴虚，肝气不和，脉弦数，或经来腹泻，肝脾不调者。

加味四物汤：

熟地三钱、当归钱半、白芍钱半、川芎钱半、丹参钱半、枳壳二钱、红花钱半。

此方治妇女经血不调，有疏肝解郁、健脾和营之功。如兼头昏加黄芩钱半，头疼加川芎钱半，身痛加羌活钱半，胁痛加香附钱半，腹胀加厚朴钱半，情志抑郁加焦栀钱半，胃痛加砂仁七分、枳壳钱半、五灵脂钱半。

目疾止疼散：

川芎一钱、薄荷一钱、元参三钱、防风一钱、凉黄一钱、蒺藜钱半、黄芩钱半、连翘钱半、僵蚕一钱、蝉蜕一钱、焦栀一钱、甘草五分。水煎服。

此方治积热受风，眼睛红肿疼痛，头胀痛，小便赤，热重者加黄连，便燥者加芦荟，眼睛血丝者加红花，阴虚者加生地去川芎。

当归补肝汤：

当归二钱、熟地二钱、茯苓钱半、夏枯草二钱、香附钱半、炙草一钱、鸡肝一付。

此方治阴虚内损，眼目昏暗不明，淡（但）红不肿，但夜间则痛，此厥阴阴血不足之故，目者肝之窍，当从肝治。

三圣膏（自拟方）：

当归、丹参、益母草各一斤，香附四两。熬膏，早服二三钱。

此方主治经血不调，又治妇女虚劳百病，经水前期者寸冬柏叶汤送下，后期者黄酒送下。此膏功缓，须服两月至百日，方见大效。

调经种玉汤（古方）：

归身一钱、川芎一钱、熟地五钱、香附钱半、白芍二钱、茯苓钱半、吴萸一钱、陈皮一钱、丹皮一钱、元胡索一钱。

经水过期色淡者，血虚有寒也，加肉桂、艾叶、炮姜各一钱，若先期三五日，色紫者，血虚有热也，加黄芩一钱、生姜一片，常服三圣膏，经至之日服种玉汤三剂，经后阴阳相合，必能成孕矣，纵不成孕，俟下月经来再服，三月必然见效。三圣、种玉二方，余已经验多人，十有九效，不可轻视。歌曰："归芎熟地香附芍，茯苓吴萸二皮索，引用生姜一大片，调经种玉功效卓。"

固本安老汤：

人参钱半、黄芪三钱、熟地三钱、白术钱半、山萸钱半、当归钱半、阿胶二钱、焦芥一钱、香附钱半、贯众钱半、甘草一钱。

此方治妇女血虚崩漏，年高月经忽来忽断，皆气虚血滞、天癸将绝之故，服此方甚效。色黑有热者加焦柏五分，周身痛加桂枝一钱，有血块者加丹参钱半、黑木耳五分去贯众。

顺子丹（催生方）：

当归五钱、熟地三钱、生芪三钱、寸冬三钱、丹参五钱、枳壳三钱。

此方治产前腹中阵阵作痛，似产非产，横生倒产用顺子丹极为妥当，正产者顺下，逆产者亦安，横生倒产多是气血不足，或催动太早之过。如水浆已破见红，胎儿临产门不下，属初产而交骨不开者，前方加龟板、柞木枝七八钱。经产妇用三五钱，服药后，骨中响动，交骨大开，胎儿即下。

催生必效散：

当归三钱、潞参钱半、白术一钱、猪苓一钱、泽泻一钱、茯苓一钱、肉桂一钱、滑石一钱、木通一钱、玉片一钱、枳壳一钱、车前一钱。

此方治难产及胎衣不下，切记不可早服，必要待胎儿临产门，方可用之。初产用柞木枝五钱，经产妇用三钱，引用灯心四十寸，长流水煎服，胎衣不下加酒军、芒硝各一钱。

二、李子高相关文献

（一）伤寒验案（作者：郭温润）

案一：常某，男，8岁，1960年9月3日初诊。

发病近十日，初起发热恶寒，头痛身痛。经医治，病情缓解。因任性脱衣，复又重感，他医以解表剂而屡汗不解。症见身热不扬，昏迷嗜睡，时谵语，渴不欲饮，小便发黄，大便二日未解。舌质红，苔微黄，中有一小块全青色，脉象沉数兼紧。证属太少并病，过汗伤阳，施以理阴透邪之法。方用：

九熟地9克、当归身4.5克、干姜1.5克、枸杞2.1克、柴胡3克、寸冬4.5克、陈皮3克、白芍4.5克、淡豆豉6克、僵蚕3克。嘱服2剂。

9月5日二诊：药后昏迷减轻，身有微汗，面、胸部出现红疹少许，困倦无力，脉沉数，青苔已退。原方去干姜再服2剂。

9月7日三诊：脉象沉而滑数，全身有汗，神志清晰，项及胸部出现白痦。上方去枸杞、豆豉继服2剂。

9月9日四诊：诸症均退，惟感头闷耳鸣，不思饮食，困倦乏力。治以养阴清热，扶正和胃。

熟地炭9克、杭芍4.5克、归身3克、女贞子3克、柴胡 1.5 克、酒芩 3 克、川厚朴 4.5 克、北沙参 6 克、甘草 1.5 克。

此药服后诸症皆平，令其饮食调理而告痊愈。

案二：丁某，男，15 岁，1963 年 9 月 17 日初诊。

头身昏重，面部油垢，舌苔黑燥，口有裂纹，唇齿如煤，昏迷不醒，谵语遗尿。询之家人，知服发汗药数剂，遂成此病。此乃上盛下虚之证。治宜引火归元，纳气归肾，火中取水，一阴煎加减。

生地 9 克、元参 9 克、寸冬 9 克、花粉 9 克、柴胡 2.1 克、丹皮 6 克、知母 6 克、僵蚕 3 克、豆豉 6 克、白芍 3 克、陈皮 3 克、油桂 0.6 克。服 2 剂。

9 月 19 日二诊：症势稍减，舌苔已润，唇齿色转红活，胸部以上汗出，项部有红疹少许，时迷时醒，烦渴大饮，脉象洪大。拟人参白虎汤加减：

党参 4.5 克、知母 6 克、石膏 9 克、僵蚕 3 克、蝉衣 4.5 克、粳米 6 克。服 2 剂。

9 月 21 日三诊：全身出汗，脉洪大，烦渴欲饮，精神好转，腰骶部出现圆形斑数块，色不鲜红。上方去党参，加升麻 1.5 克、柴胡 3 克、炙鳖甲 3 克。再服 2 剂，以举斑陷。

9 月 23 日四诊：一切恢复正常，毋须服药，令其饮食调理而愈。

余临床多年，治伤寒颇多，常用大小水火法，每奏奇效。盖此法乃雷（子兴）氏经验，余受业于雷氏门下，经口传心授，颇有体会；后与已故名医赵荆山、吴鉴三二氏专心研究，临症会诊，多有心得，在诊务之余，博览群书，始知其法出自《景岳全书》。现爰引景岳论伤寒数段，以明该法之理。

（二）论今时皆合病并病

余究心《伤寒》已久，初见合病并病之说，殊有不明，而今始悉之，夫所谓合病者，乃二阳三阳同病，病之相合者也；并病者，如太阳先病不解，又并入阳明、少阳之类也；观仲景曰二阳并病，太阳初得病时，发其汗，汗先出不彻，因转属阳明，若太阳病证不罢者，不可下。按此云转属阳明，则自太阳而来可知也；云太阳病证不罢，则二经皆病可知也；凡并病者，由浅而深，由此而彼，势使之必然也，此合病并病之义，而不知者，皆以此为罕见之证，又岂知今时之病，则皆合病并病耳。何以见之，盖自余临证以来，凡诊伤寒，初未见有单经挨次相传者，亦未见有表证悉罢，止存里证者，若欲依经如式求证，亦未见有如式之病，而方治可相符者，所以令人致疑，愈难下手，是不知合病并病之义……凡患伤寒而始终热有不退者，皆表邪之未解耳，但得正汗一透，则表里皆愈，岂非阴阳相并之病乎？今之伤寒率多并病，若明此理，则自有头绪矣。治此之法，凡并病在三阳者，自当解三阳之表……邪在阳明者，当知为阳中之里，治宜厚重，邪在少阳者，当知为阳中之枢，治宜和解，此虽解表之大法，然余仍有心法……至于病入三阴本为在里，如太阴为阴中之阳，治宜微温；少阴为阴中之枢，治宜半温，厥阴为阴中之阴，治宜大温，此阴证之治略也。然病虽在阴，而有兼三阳之并病者，或其邪热已甚，则自宜清火，或其表尚未解，则仍当散邪，盖邪自外入，则外为病本，拔去其本，则里病自无不愈者，此所以解表即能和中也。若表邪不甚，而里证为急，又当先救其里，盖表里之气，本自相关，惟表不解，所以里病日增，惟里不和，所以表邪不散，此所以治里亦能解表也。

（三）论虚邪治法

"凡伤寒治法，在表者宜散，在里者宜攻，此大则也，然伤寒死生之机，则全在虚实二字。夫邪之所凑，其气必虚，故伤寒为患，多系乘虚而入者，时医不察虚实，但见伤寒，则动曰伤寒无补法，任意攻邪，殊不知可攻而愈者，原非虚证，正既不虚，邪自不能害之，及其经尽气复，自然病退，故治之亦愈，不治亦愈，此实邪之无足虑也，惟是挟虚伤寒，则最为可畏，使不知固本御侮之策，而肆意攻邪，但施孤注，则凡攻散之剂，未有不先入于胃，而后达于经，邪气未相及，而胃气先被伤矣，即不尽脱，能无更虚？元气更虚，邪将更入，虚而再攻，不死何待？是以凡患伤寒而死者必由元气之先败，此则举世之通弊也，故凡临证者但见脉弱无神，耳聋手颤，神倦气怯，畏寒喜暗，言语轻微，颜色青白，诸形证不足等候，便当思顾元气……"在论治法时指出："如虚在阳分则当以四柴胡饮、补中益气汤或八珍汤、理中汤、温胃饮之类，此温中自能发散之治也。若虚在阴分，而液涸水亏，不能作汗，则当用补阴益气煎、三柴胡饮或三阴煎、左归饮之类，此壮水制阳，精化为气之治也……阳亢阴衰者，即水亏火盛也，水涸于经，安能作汗？譬之干锅赤裂，润自何来？但加以水，则郁蒸沛然，而气化四达，夫汗自水生亦犹是也。"

还有一段论述，说得更具体："病有不可正治者，当从阳以引阴，从阴以引阳，各求其属以衰之，如求汗于阴，生气于精，从阳引阴也，即水中取火之义，如一阴煎加枸杞之类是也；引火归元，纳气归肾，从阴引阳也，即火中取水之义，如贞元饮加紫油桂之类是也。"

前贤所论，今之伤寒，率皆并病，且挟虚者居多，验之临床，确系如此，故治疗之法，切不可依经如式求证，贵在详察。余临证六十余年，运用水火之法，治疗伤寒，审证明确，颇具卓效。如例一，乃求汗于阴，生气于精，即水中取火之法。例二，为引火归元，纳气归肾，即火中取水。其目的都在于求汗，但得正汗一透，则表里皆愈。故水火法，也是汗法，只是在扶正的基础上而求汗，使表解正复，阴阳协调，其病当愈。前案所示，病已入阴，虽有表证，然决不可单纯解表，重在扶正，少加轻透之品，且用量宜轻，如柴胡、僵蚕仅用微量，枸杞、油桂亦不过3克，无非是取求汗于阴，引火归元之意。

（引自《天水市老中医经验选·李子高医案选录》，

天水市中医学院、天水市卫生局编写，1982年内部资料）

（四）师古不泥，善于创新（作者：郭温润）

李老（子高）广涉医籍，精研经典，师古而不泥古，积极进取，善于创新，既集前贤之精华，又能发挥古人之未备，经多年的临床经验，针对伤寒、时疫在某些病理阶段的不同证候，精心创立大、小水火法，均有独到之处，投之无不应验。如以补阴化气散托里透邪，名曰大水火法，归芍透邪煎理阴透邪，名曰小水火法，合称大、小水火法。每当临证则告诫后学，"病邪入阴，虽有表证，切不可单用解表之法，而用药剂量，应视其阴液耗存及表邪轻重，灵活变通、权衡用之。"李老使用大、小水火法，其所以得心应手，而贵在把握病机，有斯证当施其法，倘若过早，则欲速不达；用之过迟，犹如杯水车薪，则坐失良机，凡此种种，其精奥之处，非达权者不能知。

（引自《李子高医学全书》，郭温润主编，

甘肃民族出版社 2002 年版）

（五）治愈重型斑疹伤寒医案一例① （作者：雷春霆、李子高、杨中峰）

1962 年 2 月 16 日，患者浦某，男，20 岁，学生，天水市人，来天水市人民医院诊治。

1. 初期诊断情况

望诊：患者颜面苍垢，重病容，舌苔白灰色，干燥，唇干目赤，视力不灵活，神志不清，有恶寒象。

闻诊：声息低微，时有紧促，不多语，有呢喃样。

问诊：由患者的母亲代诉。孩子于 2 月 5 日因换衣服受冷发病，已服中西药，均未见效；现仍在发高热，晚上更热，说胡话，昏迷不醒，连大小便拉在床上也不知道，不能吃饭，也不想喝水，流鼻血多。

切诊：两寸脉沉数兼紧，体温 40.2℃。

诊断：根据上项检查，初步诊断，一为斑疹伤寒，一为伤寒。

---

① 本文由特邀编辑田彤熙老师提供。征得本书副主编何爱芳、张群老师同意后，予以增补。

治疗：透邪解表法。

处方：透邪煎。

元参三钱　柴胡钱半　粉葛二钱　紫苏七分　僵蚕七分　何首乌三钱　当归七分　白芍钱半　粉草七分　淡豆豉为引　水煎服。连服三剂。

2. 中期诊断情况

望诊：尚有面色苍垢，重病容，舌苔转黑，唇焦，目赤，烦躁，神志不安。

闻诊：声音较短促，谵语，气臭，自汗、头部多。

问诊：仍由其母代诉，服药后头上有汗，呻吟，口干，想喝水，夜间还发热，说胡话，爱仰卧，咳嗽，大小便仍拉在床上，颈部有数粒红色点，手脚发凉。

切诊：脉沉紧兼缓，体温 39.8℃，四肢厥逆。

诊断：服透邪煎后，症状未减。即用由阴达阳、补水化气法，以贞元饮加枸杞治之。

处方：熟地三钱　当归七分　杭芍二钱　枸杞五分　陈皮一钱　甘草三分　水煎服。

服上药后，症状稍减。还现舌干、黑燥裂口、鼻唇燥黑症状，遂改用以阳达阴、火中取水法（即升提法），在上方中去枸杞加元桂七分、元参五钱、寸冬三钱，连服二剂后，邪气逗留于三阴，尚未出表。

治疗：再用托里透邪法。

处方：元麦三甲汤加减。

熟地三钱　生地三钱　当归七分　白芍钱半　山甲珠三分　元参三钱　寸冬二钱　鳖甲钱半　柴胡七分　僵蚕七分　橘红一钱　粉草五分　桑叶为引

水煎服。连服二剂。

3. 三期诊断情况

望诊：面垢稍减，神志较清，目赤，苔黑、燥、有裂纹，齿干，唇焦，汗多。

闻诊：声音较平，仍有谵语，听不清。

问诊：仍由其母代诉。服药后，夜间仍发热，腹部有汗，腿部没有汗，胡话较少，口干，想喝水，自己知道大小便；昨天喝了点稀饭，腔子上有紫红色点子，但不多；今天早晨自己要小便，尿少色红、有臭味。

切诊：脉洪数，沉候有力，体温 38.5℃。

诊断：三阴邪溃，渐达于表；汗多，烦躁，喜饮。

治疗：凉血泄热，透邪化斑疹。

处方：犀角化斑汤。

生地五钱　元参三钱　熟地三钱　白芍钱半　当归五分　犀角七分　石膏三钱　知母钱半　僵蚕五分　粉草五分　糯米为引　水煎服。连服三剂。

服药后观察：体温正常，神志清晰，稍能进食，惟大便十余日未通，睡眠较好。遂用调胃承气汤治之，连服二剂后，再未服药。十天后访视患者面色苍白，声音清亮，时觉腹内空虚，思食不已，精神疲乏，二便正常。

4. 小结

本证系重型斑疹伤寒，症状极为复杂，从发病至痊愈达二十八天之久。初病邪在气分时，因病家服用凉药过早，以致寒邪郁遏，不能出表，复为血衄、昏迷厥逆、狂躁等坏症现象。我们仍在发病十天以后才作初步诊断，患者已陷入昏迷，出现烦躁、谵语、高热、厥逆、大小便不禁、重病容等症状，已是寒邪从表入里，转为寒从热化现象。所以初用清营解表透邪法，使邪早日出表，勿伤正气。服药后，体温下降，头上有汗，呻吟，但大小便仍不能自理，神昏谵语，即用由阴达阳、补水化气法治之；贞元饮加枸杞五分，服后邪仍未化，又见舌干、黑燥裂口，齿腐黑，遂用从阳引阴、火中取水法（即升提法）。在上方中加元桂去枸杞，以期遏邪自溃，溶化而出。但由于患者初病有衄血、狂躁等症状，因而服药后郁邪太深，逗留不化，以致疹汗不解，现有内陷情况。经我们反复考虑，即用元麦三甲汤加减，治后，患者神志渐清，恶症渐消，三阴邪溃，但脉象洪数、沉候有力，体温为 38.5℃。据此病情，伤寒邪陷于阴，余邪未解，津液亏损，尚有口渴引饮，方施犀角白虎类剂，凉血泄热，以救真阴。经上述方法施治后，体温恢复正常，神志清晰，仅有大便十余日未通。最后投以调胃承气汤二剂，调胃润便，病即大愈。

（引自《甘肃中医论文医案选》，甘肃省卫生厅编，

甘肃人民出版社 1963 年版）

三、李鸣泉相关文献

李鸣泉谈大小水火法在临床上的运用
（作者：郭温润）

大小水火法是在《内经》理论的指导下，结合前人之有关论述及先叔等的临床实践，针对伤寒、时疫在某些病

理阶段的不同特征而创立的两类治疗方法。此法在民国初年问世，便以其卓越的疗效而为当时医者所推崇。先叔李子高、名医赵荆山精熟此法，临证多有心会。余继承先叔之经验，在大小水火法临床运用方面颇感得心应手。但长期以来，这一独特精良医法，渐有玉碎珠沉之势。为了进一步发掘祖国医学遗产，发扬光大，不辞浅陋，仅以个人些微心得，将此两法在临床上的运用概述如下：

1. 水火法释义

《经》言："生之本，本于阴阳。"所谓治病必求于本者，求于阴阳也。阴阳之义，有如水火，火属阳而气热，水属阴而气寒。故阴阳之变，阳盛则热，阴盛则寒，是阴阳自病。凡此之类皆可"寒者热之，热者寒之"而病已。至如"阴盛则阳病，阳盛则阴病"，为阴阳之互伤，当是时也，寒之不寒，热之不热，唯宜从阳引阴，从阴引阳，各求其属以衰之。如求汗于阴，生气于精，乃填补阴精，化气作汗，使内陷阴分之热，托之仍由外解，为从阳引阴之法，即水中取火之义。至若引火归元，纳气归肾，使外越之阳下归其位，令互复而热除病愈，为从阴引阳，即火中取水之义。水中取火，火中取水，则称为水火法。上言阴阳之病，治寒以热，治热以寒为逆治之法。水火之法，为从治之属，《经》言"逆者正治，从者反治"。故所谓水火法者，乃反调阴阳之义也。然病有轻重，药有缓急，故方制亦有大小之异。如上述两法，一为阳邪入阴，精血大伤，无以化气生津，故以发汗逐邪外出；一为邪热久羁，阴损及阳，其阳外越，寒由内生，乃危急之病，方宜制大其服，故曰大水火法；一为表邪未解，阴气已伤，日久不能作汗祛邪，病情较缓，只宜制小其服，故曰小水火法。

2. 脉症方药

大水火法：加减一阴煎

此法求汗于阴，生气于精，主治伤寒、时疫日久，屡汗不解，或妇女热入血室，壮热烦渴，神昏谵语，甚则昏愦不语，循衣摸床，舌黑焦燥，六脉洪大滑数，按之而空，泄卫清营，实难奏效，宜急服此方：

生地 15 克、熟地 15 克、元参 12 克、麦冬 9 克、白芍 6 克、僵蚕 2.1 克、柴胡 3 克、淡豆豉 4.5 克、甘草 2.1 克。

用本方连用四五剂，汗出肤润，热退渴止，黑苔尽退，其脉转平而愈。如服本方后，汗出病仍不解，宜加当归 3 克。热仍不退，依本方去柴胡，将僵蚕改用 1.5 克，再加上好枸杞 3 克，汗出而愈。若证似前而脉细弱，舌燥不渴，神识昏愦，似阳非阳，似阴非阴，治之极难，此乃阴中阳虚，宜贞元饮加油桂等，以补阴中之阳。方用：

熟地 15 克、当归 3 克、元参 9 克、杭白芍 4.5 克、僵蚕 1.5 克、甘草 2.1 克、紫油桂 1 克。水煎服。

此方引火归元，纳气归肾，服一剂得微汗，口干减轻，舌黑苔渐退，神识转清。第二剂油桂可减 0.5 克，药后舌苔大润，神识全清，诸症减半。此时邪溃阳复，阴气尚虚，可用养阴扶正之品，连进数剂而愈。如阳复太过，脏邪还腑，里热转盛，舌苔黄厚，腹胀便秘，可用承气养荣汤以利之，大便一通，则里热自解。

承气养荣汤：

生地 15 克、当归 5 克、杭白芍 5 克、知母 6 克、大黄 9 克、枳实 5 克、厚朴 5 克。水煎服。

此方先进一剂，则大便下燥矢数块，若不甚通利，必须再进一剂，则大便通利成条，里邪尽解，后服养阴益胃之剂，可收全功。

小水火法：归芍透邪煎

此法理阴透邪，表里双解，主治伤寒初起，发热恶寒，头痛项强，身痛，早轻晚重，屡汗不解，脉浮而迟，舌白尖红。此属感冒日久，表邪未解，阴气已伤，邪陷阴分，而不宜用桂枝汤者，则宜用此方。

当归2.1克、杭白芍5克、元参6克、紫苏4克、麦冬9克、僵蚕3克、防风5克、陈皮5克、淡豆豉2.1克、甘草2.1克。水煎服。

用本方连服3剂后，得微汗，其症如失。

3. 治验举例

（1）伤寒劳复（大水火法一例）

何某，男，10岁，住本市忠义巷。1963年10月7日初诊。

患者始病恶寒发热，头痛如裂，身痛自汗，口干溺赤，延医服中药数剂，病退思食，因而饱食贪玩，大病复作，中、西医药罔效，渐至昏睡不起，延余诊治时，见患者盖被倦卧，壮热神昏，有汗，口干唇焦。其父告以十余日来，常昏迷不醒，醒则便呼头痛发冷，时或索水欲饮，水至则复昏睡矣。查体温40℃，舌苔白腻，质红，脉浮而弱。此因邪热久羁，内陷三阴，阴精大耗，又复过汗损及阳气，正虚无力达邪外出，病属劳复重症。常法断难奏效，故用大水火法，托里透邪。

方药：生地9克、熟地9克、元参6克、柴胡2.1克、杭白芍5克、花粉6克、甘草2.1克、优质枸杞1

克。水煎服。

10月8日再诊：

上方先服一剂，热减口润，查体温38.5℃，病势减轻，嘱原方再进一剂。

10月9日三诊：

发热已微，手足有汗，尿赤转淡，神识清楚，诸症悉减，惟少气不食，查体温37.8℃，舌淡苔薄，脉象细弱。此外邪已退，正虚难支，亟宜于养阴扶正之剂，少佐温阳祛邪之味：

方用：生地9克、熟地9克、元参6克、麦冬6克、白芍5克、制附片1.5克、陈皮3克、僵蚕1.5克、甘草1.5克。一剂，开水煎服。

10月10日四诊：

精神转佳，颇有食欲，体温37℃，守原方再服一剂。

10月15日五诊：

热退神清，前症悉除，然上焦燥热未清，复见耳痛、胸闷、咳嗽有痰，遂投养阴清肺消痰之方，数剂告痊。

（2）温毒发热日久不退（小水火法一例）

李某，男，18岁，住本市东关。1980年10月3日往诊。

患者初感头痛寒热，继则两腮焮肿，他医按痄腮治之，中、西药针并施，外敷解毒消肿之剂，一二日肿痛全消，然因病毒未清，余邪留滞阴分，症见午后发热，入夜尤甚，迁延将近十日。诊之脉细而数，舌苔白而质干。乃用归芍透邪煎（小水火法）理阴透邪，使余毒仍从外解。

方用：

生地9克、元参12克、麦冬9克、白芍6克、紫

苏 4.5 克、当归 2.4 克、僵蚕 4.5 克、陈皮 3 克、淡豆
豉 3 克、甘草 2.1 克。

一剂汗出热解，再剂痊愈。

按：水火法在治则中属于反治法之列，乃反调阴阳
之义，它是古代滋阴求汗法的进一步发挥和应用。先生
用其治疗伤寒、时疫，贵在圆机活法，把握病机，审时
度势，权衡急缓，故而得心应手，屡收卓效。

（引自《李鸣泉经验选·浅谈大小水火法在临床上的运用》）

四、吴师明相关文献

吴师明（1875—1938），字鉴三，学识渊博，医术高
明，平日推崇《东医宝鉴》，师其法而善治内科杂证与
妇人诸疾。因其临证圆通，不执成方，用药灵活，疗效
卓著，故医名大噪，诊务繁忙倍于他医。先生始受业于
刘超千门下，得其医理，尔后又投师入赵荆山处，颇得
其术，赵氏补阴化气、归芍透邪诸方，鉴三临床广为运
用，以补阴化气散托里透邪，名曰大水火，归芍透邪煎
理阴透邪，名曰小水火，合称大、小水火法。此法在天
水中医界广为流传和使用，临床取效甚速。天水医者崇
尚温补，而先生独善用辛凉，立方清灵，允为吾乡良工，
惜后人不能绍其业，致使先生之法，数十年几成绝响。
诊暇授徒医理，又复临证亲为指点，造就良多，后辈名
医周子飐、黄蕴生皆出其门下。

（引自《天水市老中医经验选》，作者：蒲仁山）

五、郭温润相关文献

反调阴阳，滋阴求汗

虽言以六经治伤寒，以卫气营血辨温病，为后世之准绳。然则用其法间或有不应者，岂知伤寒时疫门中，凡亡血、失精，或妇人产后，或妄投苦寒，冰伏外邪，或病久失治，以致外邪久羁，阴液大耗，无以化气酿汗达邪，或阴损及阳，身热足冷，凡此者，皆不可正治。当从阳引阴，从阴引阳，各从其属以衰之，即反治之法。乃反调阴阳，滋阴求汗，调理营阴，透邪达表。名老中医李子高、李鸣泉精熟此法，临证多有心得。郭氏受业于李师门下，口传心授，临床实践在继承的基础上又有创新，凡遇此等证候，投之无不应验。数十年来，活人无算，堪为称心之法，故略述于次。

（一）求汗于阴，生气于精（大水火法）

阳邪入阴，精血大伤，无以化气生津，故宜求汗于阴，生气于精。如伤寒时疫日久，屡汗不解，或妇女热入血室，壮热烦渴，神昏谵语，甚则昏愦不语，循衣摸床，舌黑齿燥，六脉洪大滑数，按之而空。泄卫清营，实难奏效，法当求汗于阴，生气于精，治宜补阴化气散（大水火法）加减：生地15g，熟地30g，元参15g，麦冬9g，白芍5g，柴胡4.5g，僵蚕2.1g，豆豉4.5g，炙甘草1.5g。服本方后，汗出不解者加当归5g，热仍不退再加上奎元1.5g；若其证如前而脉细弱，舌燥不渴，神识昏愦，似阳非阳，似阴非阴，乃阴中阳虚，宜用贞元饮加紫油桂等以补阴中之阳，方用：熟地 15g，当归 5g，元参 15g，麦冬 9g，杭白芍 5g，僵蚕 3g，甘草 2.1g，紫油桂 1.5g。此方引火归元，纳气归肾，如服一剂得微汗，口干减，舌黑退，神识清，第二剂油桂可减为 1g。

【病案】常某，男，52 岁，1953 年 10 月 5 日初诊，外感发热持续 7 日，高热不退，体温 38.5～40℃，午后益甚，医药罔效，昏迷嗜睡，时有谵语，喘息气促，唇干口渴，舌黑齿燥，其脉洪大滑数，按之而空，用补阴化气散加减，方用：生地 15g，熟地 15g，元参 15g，麦冬 9g，白芍 5g，柴胡 4.5g，僵蚕 2.1g，豆豉 4.5g，当归 5g，甘草 1.5g。水煎连服 2 剂后，热退神清，前症悉除。然上焦燥热未清，复见胸闷咳嗽痰多，遂投养阴涤痰之剂 2 剂告愈。

（二）理阴透邪，表里双解（小水火法）

伤寒时疫初起，发热恶寒，头痛项强，身痛，或任性脱衣，反复重感，或误投寒凉，冰伏外邪，早轻晚重，累汗不解，阴气已伤，日久不能作汗祛邪。法当理阴透邪，表里双解，治宜归芍透邪煎（小水火法）加减：当归 5g，杭白芍 5g，元参 15g，半夏 6g，陈皮 4.5g，茯苓 6g，薄荷 6g，麦冬 9g，僵蚕 3g，豆豉 4.5g，甘草 1.5g。本方治伤寒初起，发热恶寒，头痛、脉或缓，不宜用桂枝汤者，郭老借此方变通化裁，以治伤寒时邪，表邪未解，阴气已伤，身热无汗，微恶风寒或不恶风寒，头疼身痛，眩晕口干，倦怠少食，舌红苔薄，脉数无力者，或伤寒时疫表邪解后余热未尽，复感薄寒，发热无汗，早轻晚重者，用此理阴透邪，故名归芍透邪煎加减。

【病案】汪某，男，36 岁，1965 年 10 月 15 日初诊，发热恶寒，头痛身疼已 5 日，经服解热镇痛之剂，病情缓解，因不慎复又重感，他医以里热为治，妄投寒凉，邪留阴分，后以解表之剂而累汗不解，症见身热不扬，迷蒙嗜睡，时有谵语，渴不欲饮，小溲黄，大便 3 日未解，舌红苔黄，中呈青黑，脉数而紧，证属太少合病，过汗伤阴，邪陷阴分，以归芍透邪煎加减，方用：生地9g，玄参 12g，麦冬 9g，白芍 5g，紫苏 4.5g，当归 5g，僵蚕 4.5g，陈皮 4.5g，淡豆豉 4.5g，甘草 1.5g。一剂汗出热解，再剂痊愈。

（选自《郭温润学术经验选集》，张国强主编，

甘肃民族出版社 1999 年版）

六、王仲青相关文献

承前启后的理阴透邪法

理阴透邪法又称"小水火法"，其方药为：元参 9 克、麦冬 6 克、白芍 4.5 克、当归 2.1 克、淡豆豉 4.5 克、陈皮 3 克、紫苏 2.1 克、僵蚕 3 克、甘草 1.5 克。水煎温服。主治感受寒温时邪，发热多日，屡汗不解，阴气损伤，神倦困卧，口干少食，而表证犹在者，方中元、麦、归、芍滋养阴血以培汗源；陈皮、紫苏和中解表；僵蚕、淡豆豉祛风透邪；甘草协调诸药，可令留在表之邪一汗而解。

本法源出天水著名医家雷子兴家传，后经赵荆山、吴鉴三、唐文轩、李子高等医家不断补充而创立的一种疗效卓著的透邪退热法。王老数十年临床中用此法治疗患者甚众。如治雷某，年 62 岁，仲春感受时邪十余日，延医迭进表散、清泄、滋补等药，渐至昏沉不起，乃邀

王老往诊以断预后。查其身热（39.5℃）无汗，皮肤枯涩，虽昏沉似睡，但呼之即醒，问之亦无所苦，按之腹中尚软，唯数日来饮食不进，口干气短，无力以动，故但困卧欲睡也。诊其脉虚数兼促，舌红乏津，苔黄薄而糙。诊毕，王老乃告其家人曰："人身阴气，年四十当去其半。今年愈花甲之躯，阴气大衰，复经表里杂投，津液大伤，无以化气作汗以祛邪外出，转令留恋在表而不解，其症虽似阴非阴，似阳非阳，颇难辨识，但察其里无实邪壅滞，情状大明，且脉之虚数兼促，乃阴气虽伤，尚有酿汗达邪之机，毋须过虑，但得服药之后能周身微微汗出，病必回头。"乃以"小水火法"加减：元参9克、麦冬6克、粉葛根9克、白芍6克、花粉9克、僵蚕3克、淡豆豉4.5克、陈皮4.5克、甘草3克、上枸杞2.1克、生姜2克。水煎2次，分温顿服。

服上药一剂，遍体汗出，身热顿减（38.2℃），神识转清，自觉四肢痛楚，口仍干渴，守原方加当归3克、牛子3克。再进一剂。服药后身汗津津，热微神清，脉转缓和，舌上津回，然犹胃纳不佳，小便短少色黄，乃以养阴和胃，兼理余邪之法，调理数日而瘥。

（选自《甘肃中医》1992年第4期《王仲青老中医治疗
发热证的经验介绍》，作者：刘兆麟、葛健文）

七、大小水火法理论渊源及临床应用浅析

大小水火法是天水市中医老前辈在《内经》理论的指导下，结合前人有关论述及各自的临床实践，针对伤

寒、时疫在某些病理阶段的不同特征而创立的两类治疗方法。此法自民国初年问世，便以其卓越的疗效而为当时医务界广为推崇和采用。近年由我市卫生局和中医学会整理付梓的《天水市老中医经验选》编入了赵荆山、李子高、李鸣泉诸前辈应用大小水火法治疗伤寒时疫的验案和论述，更是运法圆熟，灵活变通，各具千秋。今就以上各位前辈所论，结合自己的理解，冒昧地对这一精良医法的理论依据做一番探讨，并对大小水火法的临床应用特点、方法、阶段等问题谈谈自己的粗浅认识，是否妥当，敬希同道斧正。

水火法在治则中属于反治法之列，乃反调阴阳之义。伤寒时疫邪热久羁，精血大伤，无以化气生津，作汗逐邪外出，此时此际，治宜滋阴求汗，方宜制大其服，故曰"大水火法"；倘若表邪未解，阴气已伤，日久不能酿汗达邪，致使病势发展缓慢，此时此际，单用滋阴求汗法，只恐表邪留恋不去，独取解表发汗法，又怕阴液耗伤难复，法当滋阴解表并驾齐驱，分途建绩，故称该法为"小水火法"。总之，大、小水火法离不开滋阴求汗的治则，它是古代滋阴求汗法的进一步发挥和应用。

（一）理论渊源

滋阴求汗法是汗法治则之一，早在《内经》时代就认识到"汗者，精气也，今汗出而辄复热者，是邪胜也"。在治疗原则上提出"审其阴阳，以别柔刚，阳病治阴，阴病治阳，定其血气，各守其乡""从阴引阳，从阳引阴，以右治左，以左治右""诸寒之而热者取之阴，热之而寒者取之阳"，这些精辟的论述为后世医家制定各种汗法奠定了理论根据。明代医家张景岳遵循《内经》

理论，提出了辛散解表发汗，辛凉解肌发汗，辛温助阳发汗，峻补气血发汗，等等，他特别强调在发汗过程中"如表邪不解，屡散之而汗不出者，中虚无力，阴气不能达也，盖汗即水也，水既不足，汗自何来？人知汗属阳分，升阳可以解表，而不知汗生于阴，补阴最能发汗，今有饮水而汗出者，即其义也"。张氏首次提出了补阴发汗，从理论上作了精辟的阐发，可谓源于《灵》《素》，验自临床，字字珠玑，诚乃千古不欺之论。

（二）治则发挥

1. 纯用补阴药物求汗

此法适用于阴虚之体，兼挟伏邪而无表证者；或伤寒时疫，屡汗不解，阴精大耗者；或产后热入血室，出现阴虚证候甚至神昏谵语者。张景岳深悟其理，认为此时倘若"虚而再攻，不死何待？"他生动地比喻说："阳亢阴衰者，即水亏火盛也，水涸于经，安能作汗？譬之干锅赤裂，润自何来？"因此，在治法上提出："但加以水，则郁蒸沛然，而气化四达，夫汗自水生亦犹是也。"然而，临床上患者体质各异，症候表现亦不尽相同，当此阴液耗伤之际，必然阴损及阳。抑或水亏火旺，真阴愈竭，证见身热无汗，午后热甚，神错谵语，循衣摸床，大渴不止，舌黑齿燥，脉象虽洪大滑数，但按之空虚者；抑或虚阳浮越，火不归元，证见身热如焚，膝胫反寒，喘息痰鸣，口中不渴，脉微细弱者。张景岳提出："各求其属而衰之，如求汗于阴，生气于精，从阴引阳，即水中取火义，如一阴煎加枸杞之类是也。引火归元，纳气归肾，从阳引阴，即火中取水之义，如贞元饮加紫油桂之类是也。"其论理明法妥，方精药当，实乃开创了伤寒治疗的又一法门，给后世医学颇多启迪。随着清代温病学的形成和发展，对外感温热病后期治宜养阴补虚、扶正祛邪的认识更加明确，我市已故名医赵荆山创制的"补阴化气散"（当归、熟地、生地、麦冬、元参、炙草）就是在张景岳的贞元饮（熟地、元参、麦冬）的基础上充实发展而成的，旨在补充阴液，蒸腾化气，以冀达到扶正退邪、滋水作汗之目的。若阴中阳虚，出现不燥不渴，神识昏愦，似阳非阳，似阴非阴，脉反小弱时，本方加入微量枸杞或油桂，先辈称这一精良治法为"大水火法"。可见我市中医先辈善于吸收各家之长并能结合当地气候、环境、体质等具体情况继往开来，融会贯通，增补和发展了滋阴求汗法的新内容。

2. 补阴药物与解表药物并用求汗

此法适用于伤寒时疫之表证未解，阴气已伤者；或伤寒时疫解后余热未尽，复感薄寒者；或伤寒时疫日久，阴液亏耗，表寒虽在，然里证大虚，出现太少并病者。此时若纯用解表则劫阴，专一滋阴则滞邪，解表也非，滋阴亦谬，治疗颇感棘手，法当滋阴解表并治，补正攻邪兼施，并驾齐驱，分途建绩。

伤寒病证不一定皆按六经相传，也不只是表证已罢，只存里证。张景岳根据平昔临证经验认识到，"今之伤寒率多并病""唯是夹虚伤寒，则最为可畏"。我市中医先辈"验之临床，确系如此"。赵荆山医案中的归芍汤（当归、白芍、紫苏、陈皮、甘草）就是在张景岳的归芍汤（当归、白芍、陈皮、甘草）中加入解表散寒的紫苏，治疗伤寒初起，发热恶寒，头疼脉浮缓，而不宜用桂枝汤者。若伤寒七八日，表邪不解，营阴渐伤者，此方加入元参、麦冬滋阴清热，淡豆豉发汗解表，僵蚕搜剔经络风邪，诸药合用，共奏调理营阴、透邪外达之功，先辈称此一精良治法为"小水火法"，旨在治疗伤寒表邪不退，渐入营血，但阴液尚未大耗之证。还有归芍透邪煎（当归、生地、白芍、黄连、山楂、柴胡、薄荷、僵蚕、蝉衣、甘草）合清代杨栗山的"增损双解散"之意，治疗伤寒发汗热不退，营血已伤，邪不能出，将欲内陷之证，旨在理阴透邪，表里双解。由此可见，温病"入营犹可透热转气"的治则对我市先辈医家创制"小水火法"的思路不无影响。再如李鸣泉老中医运用大水火法治疗伤寒劳复的验案，亦是在张景岳一阴煎（生地、熟地、白芍、麦冬、甘草、牛膝、丹参）的基础上除去牛膝、丹参，加入升阳解表的柴胡、僵蚕之属奏效的，以上诸方，都是采用补阴药与解表药并用求汗的方法，临床应用，尚须融会贯通，知常达变。

3. 把握病机，权衡剂量

大、小水火法的应用要掌握好病变阶段，勿失机宜。小水火法用在伤寒七八日后，表邪未去，阴津渐伤阶段。用药剂量，应视其阴液耗存及表邪轻重，灵活变通，权衡用之。大水火法用在伤寒十余日后，劫灼真阴，虚多邪少阶段，强调补阴扶正为主，虽有表证，也应"少加轻透之品而用量宜轻，如柴胡、僵蚕仅用微量，枸杞、油桂亦不过三克"。当然，体质、症候各有差别，临床不必拘泥于天数，贵在有其证当即施其法。倘若用之过早，未免小题大做，欲速不达；用之过迟，犹如杯水车薪，坐失良机。前辈医家用药技巧各有不同，如脾胃虚弱者，宜用生地炭，可避免生地偏寒、熟地偏热之弊；僵蚕得

天地清化之气以涤疫气，散结行滞，升阳解表。大水火
法中用少量僵蚕，可起到搜剔经络余邪，驱逐顽痰宿瘀
的功效。凡此种种，只可意会，非拙笔所能尽述之，我
们在临床中须认真推敲，心领神会，切莫东施效颦，囫
囵吞枣。

（三）结论

　　滋阴求汗法是在《内经》理论指导下，经过明代医
家张景岳发挥完善的治疗伤寒夹虚证的一种方法。我市
中医先辈遵循"古方今病不相能也"的教导，善于创新，
不拘古方，针对伤寒时疫的不同症状和病变阶段，精心
设立了大小水火法，使古法向着更臻于完善和切合实际
的方向发展。值此发掘整理祖国医药学遗产，继承发扬
我市名老中医经验之际，笔者不揣学识浅陋，仅以管窥
之见，溯本求源，做一肤浅分析，愿凭攻玉之石，引出
有关大、小水火法的更好作品。

　　　　　　（引自天水市《中医通讯》1987 年 1 期，标题重编序号。

　　　　　　　　　　作者：甘肃省天水市卫生学校朱澜）

怀念我的父亲

我的父亲张正海悬壶四十余载，医名遍及陇右。于2008年3月被甘肃省人民政府授予"甘肃省名中医"称号。他是我的启蒙老师，是一位医德高尚的医者，是我行医路上的引路人，我也是父亲的学术继承人。

父亲早年学习吃尽了苦头，大学毕业后在公社卫生院工作，那时候没有电灯，生活极为艰苦，记得父亲常常一边烤着炭火盆，一边在煤油灯下挑灯夜读，火盆里溅出的火星时常将书弄得斑斑点点。

20世纪70年代父亲师从天水"五大名医"之一陈伯祥先生研习中医妇科，尊师事若严君，尽得其传。父亲总结整理先生毕生经验，2011年撰写了《陈伯祥中医妇科经验集要》，由人民卫生出版社出版发行，给后人留下了一份宝贵的医事实录。

80年代父亲先后参加了卫生部在成都中医学院主办的"第二期全国金匮要略师资班""中医内科理论提高班"，黎明即起，精勤不倦，从此父亲在诊疗思路上发生了重大转折，逐渐由张锡纯学术思想指导临床的诊疗方式转向以仲景学说为主、兼容诸家学说为辅的认识和处理疾病的方式，形成了自觉运用经方的理念和方证思维。

2017年，由父亲编写，我及其学生整理的医学专著《杏林求索40年——张正海临床经验集》由人民卫生出版社出版发行。国家级名医裴正学教授在序言中评价父亲，"不仅医术卓著，诗词文章也非他人可比，真可谓杏林之佼佼者也！"

父亲在学术上尊崇仲景之学，习用经方，临床以内科、妇科、男女不育不孕症见长。其学术思想主要包括：治内科疾病注重"两本一枢机"理念；尊崇中庸和谐，注重"上下交病治其中""三阳之病唯治少阳"的中和观点；治疗妇科疾病倡导"肾气 - 天癸 - 奇经 - 胞宫"生理轴及冲任是经孕之枢机的理论（见《杏林求索40年——张正海临床经验集》）。

父亲认为医道是"至精至微之事"，深知"技无终点，学无止境"，临证坚持以人为本，留人治病，道法自然，西为中用。诊暇之余辄读圣典，怡情翰墨。

父亲是一位医术精湛的医者，诊病细致，注重疗效，药简价廉，视患者如亲人，常常对我说要让病人看得起病，吃得起药。医者仁心，记得父亲获评甘肃省名中医之后，诊费也按照标准提高了，但是父亲向院领导申请把他的诊费降下来，他不想增加病人经济上的负担。曾记得贫困的病人无钱买药时，父亲常常会自掏腰包，为其支付医药费。父亲自立的规矩，对于70岁以上的老人优先看病，读书的学生优先看病。父亲出诊时每日门庭若市，五湖四海的病人满怀希望前来求医，虽然每有限号，但总是同意加号，无论再累，都会让远道而来的病人当天能看上病！每次处方开出，都要确认一下电脑显示的价格，稍有贵药都会认真调整，父亲的大慈恻隐之心深深影响着我，确切的疗效常常让我遇见病人眼里深深的谢意!

父亲走的那天,阳光中洒下点点雨滴,素不相识的人们知道后远远赶来送父亲最后一程。父亲走后,耳边总有患者深深的叹息,甚至电话那头泣不成声……我尊敬的父亲无愧于甘肃省名中医的称号!

"大小水火法"已创立百年,集天水几代医家的智慧和心血,是天水中医药史上的一朵艳丽奇葩,是祖国医学宝库中的又一学说。然而近些年来,它的身影渐渐脱离了这代医者的视线。父亲扼腕之余,使命感油然而生,不忍几代医家的智慧结晶和祖国中医药学遗产就此珠沉玉殒,遂造访医界贤达,广罗新旧史料,经考究分析,去伪存真,历时数稔,复原貌于现实,集精粹于一册,名曰《大小水火法钩沉》。

一部《黄帝内经》奠定了大小水火法的理论基础,一册《景岳全书》成就了大小水火法的临床理念,几代天水名医研创了大小水火法的理法方药。父亲的心愿是大小水火法这一珍贵的学术瑰宝永放异彩!

张正海学术继承人 张群

2023 年仲秋于天水

后　记

　　天水古称成纪，地处陇右，是人文始祖伏羲创画八卦之地，物华天宝，人杰地灵，在历史长河中出现过不少杏林名医，他们为祖国医学的发展留下了可圈可点的历史印迹。《大小水火法钩沉》是父亲历时数稔呕心沥血之作，将近乎消失的具有天水地方特色的中医药学瑰宝——"大小水火法"进行了抢救性挖掘，让蒙尘已久的明珠再次进入人们的视线！

　　《大小水火法钩沉》于2013年由人民卫生出版社立项，今年8月份，陈编辑打来电话，说父亲的《大小水火法钩沉》即将出版，我激动万分！感谢人民卫生出版社为祖国中医药卫生事业的发展所做的努力，功若丘山，感谢人民卫生出版社相继出版了父亲的两部作品《陈伯祥中医妇科经验集要》与《杏林求索40年——张正海临床经验集》。

　　《大小水火法钩沉》面世之日，也是父亲的遗愿实现之时。感谢国家级名医裴正学教授为本书作序，他对父亲的真情厚谊常常令晚辈泪目。感谢天水市中西医结合医院杨国栋院长不遗余力，承续医脉。感谢我的母亲白梓为本书默默付出的一切！

张正海学术继承人　张群

2023年仲秋于天水